U0256747

"十三五"军队重点院校和重点学科专业系列教材

卫勤运筹分析

任东彦　张鹭鹭　刘文宝　张　义　**主编**

上海大学出版社

·上海·

图书在版编目(CIP)数据

卫勤运筹分析 / 任东彦等主编. —上海：上海大
学出版社，2023.4
ISBN 978-7-5671-4660-0

Ⅰ.①卫…　Ⅱ.①任…　Ⅲ.①卫勤保障-军事运筹学
Ⅳ.①R821.4

中国国家版本馆 CIP 数据核字(2023)第 065881 号

责任编辑　陈　露　厉　凡
封面设计　缪炎栩
技术编辑　金　鑫　钱宇坤

卫勤运筹分析

任东彦　张鹭鹭　刘文宝　张　义　主编
上海大学出版社出版发行
(上海市上大路 99 号　邮政编码 200444)
(https://www.shupress.cn　发行热线 021-66135112)
出版人　戴骏豪

*

南京展望文化发展有限公司排版
商务印书馆上海印刷有限公司印刷　　各地新华书店经销
开本 710mm×1000mm　1/16　印张 10.00　字数 185 千字
2023 年 4 月第 1 版　2023 年 4 月第 1 次印刷
ISBN 978-7-5671-4660-0/R·26　定价　60.00 元

前　言

在信息化和大数据时代，运筹学的作用显得尤为重要。通过分析问题、建立模型、运用模型求最优解成为制定军事决策、评估军事行动和优化军事方案的主要方法。运筹学在军事中的应用不仅科学地增加了作战的胜算，也为解决军事问题提供了有效的依据和方法。目前卫生勤务领域面临着许多问题有待于合理解决，离不开运筹学这一学科知识的应用，如何把运筹学应用在卫生勤务领域是一个值得研究和探讨的问题。

编写《卫勤运筹分析》的宗旨是通过全面、系统地介绍运筹学的基本理论、特点与方法，结合卫生勤务需求，分析运筹学在解决卫生勤务问题中用到的模型和算法，并结合案例给出具体的应用过程，使读者能意识到运筹学在提高卫生勤务决策水平、行动优化、方案评估等方面发挥的重大作用，学会合理运用运筹学的基本理论与方法解决卫生勤务问题。本书的编写在内容安排上由浅入深，力求通俗易懂，在案例分析和仿真计算方面尽可能贴合卫生勤务实际。

本书编写中参考了大量的相关文献，但限于水平，书中难免有不足之处，希望广大读者予以批评、指正，以利我们再版时修正。

编　者

2023 年 2 月

目　录

第一章 绪 论

在卫勤组织指挥中,需要对收集的大量数据进行处理,以提高决策的效率与科学性。运筹学(operational research)作为自 20 世纪形成和发展起来的一门新兴学科,它在解决实际问题时,通过量化,从总体最优的要求出发,达到使有限的资源取得最大效益的目的。将运筹学应用于卫勤领域,可为卫勤指挥员解决决策问题提供一种新的思路。

第一节 运筹学概述

运筹学自从 20 世纪 40 年代兴起以后,在国外得到了迅速的发展。运筹学在欧美的简称为 OR(operations research),在日本译为"运用学"。运筹学是在 20 世纪 50 年代中期引进我国的,我国译为"运筹学",赋予了其更深的意义,除了"运用"又充实以"筹划"之内涵。

一、运筹学的概念

目前,对于运筹学尚没有一个比较完善的、统一的定义,因为它仍是一门新兴的、不断发展的学科,不同的学术组织会从不同的角度定义运筹学。按照世界上最早出现的运筹学会——英国运筹学会给运筹学下的定义是:"运筹学是运用科学的方法,解决工业、商业、政府和国防事业中,由人、机器、材料、资金等构成的大型系统管理中所出现的复杂问题的一门学科。它的一个显著特点是科学地建立系统模型和对机会与风险的评价体系去预测和比较不同的决策策略与控制方法的结果。其目的是帮助管理者科学地确定他的政策和行动。"美国运筹学会给出的定义更简单,但含义基本相同:"运筹学是一门在资源紧缺的情况下,如何设计与运行一个人机系统的决策科学。"

我国运筹学研究工作者一般认为,运筹学是指应用系统的、科学的、数学分析的方法,通过建立、分析、检验和求解数学模型,而获得最优决策的科学。

二、运筹学的发展

1937年,英国的一些科学家被请去帮助军队运用新发展的雷达来确定敌机的位置。1939年9月研究此问题的不同方面的科学家都被集中到英国皇家空军战斗机指挥总部,这个组被看成是第一个运筹学组的核心。1940年9月,这个组和防空司令部研究组合并到一起研究空防目标问题。杰出的英国物理学家布莱开特(P. M. S. Blackett)领导这个组,研究野外火炮控制设备的效能,尤其是在实战中的应用。这个组最初包括2名生物学家、2名理论物理学家、1名天体物理学家、1名军官和1名测量员,后来又补充了1名生物学家、1名物理学家和2名数学家。他们成为有名的布莱开特组(Blackett's Circus)。这个由11位科学家组成的小组专业面很广,后来它进一步发展分为一个陆军组和一个海军组,二战初期(1941年)在英国所有军队中都设有一个运筹学组从事军事研究。由于最初的研究是致力于雷达的运行,并由雷达研究科学家所实现,从此,在英国把这种类型的科学活动就叫作"运筹学"。

在第二次世界大战期间,英国、美国和加拿大的各个主要兵种相继成立了"运筹学"小组或"作战分析小组"等组织。但毕竟当时只是对具体问题进行研究,还没有把"运筹学"提升到学科的高度。因此,运筹学在当时只是处于早期发展阶段。1953年世界上第一个运筹学学会在美国成立,1955年又在美国举行了首次国际运筹学会议。此后,许多国家相继建立了运筹学学会。20世纪50年代末,许多标准的运筹学方法,如动态规划、排队论、存贮论等都已基本发展成熟。同时,促进这一时期运筹学蓬勃发展的另一因素是计算机的发展,因为运筹学中很多复杂问题的求解需要大量的计算,在过去需要花费很多时间进行手工运算的过程,现在通过计算机应用很快就能完成。这为运筹学的推广应用和方法学上的发展奠定了基础。

三、运筹学的主要特点

运筹学应用数学和形式科学的跨领域研究,利用统计学、数学模型和算法等手段,去寻找复杂问题中的最佳或近似最佳的解答。运筹学经常用于解决现实生活中的复杂问题,特别是改善或优化现有系统的效率。研究运筹学的基础知识包括矩阵论、随机过程、离散数学和算法基础等,而在应用方面,多与军事、计算机、算法等领域相关。就其理论和应用意义来归纳,运筹学具有以下特点:

(1) 以整体最优实现方案优化。运筹学研究和解决问题的基础是最优化理论和技术,并强调系统整体最优。

(2) 综合多学科应用。运筹学研究和解决问题的优势是各种学科方法的交叉应用,具有综合性和应用性。

（3）数学模型与计算机技术的应用。运筹学研究和解决问题的方法具有显著的系统分析特征,需要通过建立数学模型和创造完善有效的数学方法以及研制计算机软件进行求解。

（4）注重解决实际问题。运筹学的研究目的在于解决实际问题,使用的全部假设和数学模型都是解决实际问题的工具,最终能为决策者提供建设性方案并能收到实效。

四、运筹学的主要内容

运筹学作为一个学科,内容非常丰富,涉及面广,应用范围大。它的主要内容一般包括线性规划、非线性规划、整数规划、动态规划、目标规划、网络分析、排队论、决策论、对策论、搜索论、预测分析等。下面就本书涉及的一些分支做简单介绍,在后续章节中会做具体介绍。

（1）规划论:它是运筹学的主要分支,包括线性规划、非线性规划、整数规划、目标规划、动态规划等。它是在满足给定约束条件下,按一个或多个目标来寻找最优方案的数学方法。

（2）图论与网络分析:图是研究离散事物之间关系的一种分析模型,它具有形象化的特点。最小生成树问题、最短路问题、最大流、最小费用流问题、中国邮递员问题、网络计划等都是网络分析中的重要组成部分。

（3）排队论:它是一种研究公共服务系统的运行与优化的数学理论与方法。它通过随机服务现象的统计研究,找出反映这些随机现象的平均特性,从而研究提高服务系统水平和工作效率的方法。

（4）决策论:它是为了科学地解决带有不确定性和风险性决策问题所发展的一套系统分析方法,其目的是为了提高科学决策的水平,减少决策失误的风险。

（5）对策论:又称博弈论,它是一种研究在竞争环境下决策者行为的数学方法,研究双方是否都有最合乎理性的行动方案,以及如何确定合理行动方案的理论与方法。

五、运筹学解决问题步骤

运筹学研究和解决问题的系统性和广泛性特征,使其自身理论和方法不断丰富与扩展。运筹学在解决实际问题过程中形成了独特的工作步骤。

（1）目标分析。通过对系统的整体状况进行认真分析确立研究问题,明确决策目标,明确决策中的关键因素、约束条件及有关参数和评价标准。

（2）模型构建。模型是对实际问题的抽象概括和严格的逻辑表达，是对各变量关系的描述。在明确决策目标的基础上，抓住事物的本质，大胆假设，用一个简单明了的模型去刻画和表述问题的系统或过程。

（3）模型求解。应用数学方法和计算机技术对模型求解，解可以是最优解、次优解、满意解，解的精度要求可由决策者提出，然后通过模型的解是否有效来判断模型正确与否，并通过灵敏度分析，及时对模型进行修正。

（4）决策实施。求出的最优解一旦被决策者采用并付诸实施，要在实践中进行检验以确定是否符合实际，并将检验的信息及时反馈以便进行控制。

第二节　军事运筹学概述

军事运筹学是一门自然科学与军事科学相结合产生的新兴边缘学科。军事运筹学是应用数学工具和计算机技术对军事问题进行定量分析，为决策提供数量依据的一种科学方法，它是综合性应用学科，是现代军事科学的重要组成部分。解决现代条件下国防建设和军事活动中一系列复杂的指挥控制问题，不但要有高超的指挥艺术，还必须有一整套能够进行高速计算分析的现代科学方法，军事运筹学就是这样的一种科学方法。二战中，盟军运筹小组通过研究提出反潜深水炸弹的合理爆炸深度，使德国潜艇被击沉的数量增加了三倍；提出船只受敌机攻击时，大船应急转向，而小船应缓慢转向的规避方法，使被护航商船的中弹数由 47% 降到 29%。经过一战、二战和其他局部热战以及国家军事战略发展的实践与探索，军事运筹学有了很大发展，并取得了很多有价值的成果，在军事上发挥着越来越重要的影响和作用。

军事运筹思想可谓自古就有。"运筹"一词出自《史记·太史公自序》："运筹帷幄之中，制胜于无形。"中国春秋末期军事家孙武的《孙子兵法·形篇》中，有许多关于军事运筹的论述，如"兵法：一曰度，二曰量，三曰数，四曰称，五曰胜。"他把度、量、数、称等数学概念引入军事领域，通过双方对比计算，进行战争胜负的预测分析。他在《孙子兵法·计篇》中还说："夫未战而庙算胜者，得算多也；未战而庙算不胜者，得算少也。多算胜，少算不胜，而况于无算乎！"这里的"算"就是指计算筹划之意。此外，《孙膑兵法》《尉缭子》《百战奇法》等中国历代军事名著及有关史籍，都有不少关于运筹思想的记载。如很有名的"田忌赛马"的故事，据《史记·孙子吴起列传》载，战国齐将田忌与齐威王赛马，二人各拥有上、中、下三个等级的马，但齐王各等级的马均略优于田忌同等级的马，如依次按同等级的马对赛，田忌必连负三局。于是田忌根据孙膑的运筹,以自己的下、上、中马分别与齐王的上、中、下马对赛,结果是二胜一负。这反映了在总的劣势条件下,以己之长击敌之短,以最小的代价换取最大胜利的古典运筹思想,也是对策论的最早起源。成功地应用运筹思想而取胜的战例很多,如齐鲁长勺之战中曹刿对反攻时机的运筹,齐魏马陵之战中的孙膑和官渡之战中的曹操在对出兵时间、决战时机、决战地点的运筹等。

到第一次世界大战前期,英国工程师兰彻斯特发表了有关应用数学研究战争的大量论述,建立了描述作战双方兵力变化过程的数学方程,被称为兰彻斯特方程。和兰彻斯特同时代的美国科学家爱迪生,在研究反潜斗争中也应用了数学方法,主要是用概率论和数理统计研究水面舰艇躲避和击沉潜艇的最优战术。但当时这些方法尚处探索阶段,并未直接用于军事斗争。后来,英国国防部成立了研究雷达配置和高炮效率的防空试验小组(后改名为作战研究部),这是最早的运筹组织。第二次世界大战期间,英国空、海、陆军都先后建立了运筹组织,主要是研究如何提高防御和进攻作战的效果。美国军队也陆续成立了运筹小组,其中海军设立最早,是由莫尔斯博士发起和组织的,主要研究反潜战。加拿大皇家空军也在1942 年建立了运筹学小组。

战后,美国组建了兰德公司、陆军运用研究局及分析研究公司等运筹研究机构。1951 年莫尔斯等人出版了《运筹学方法》一书,1952 年美国成立了运筹学会。欧洲的许多国家也相继设立了专门的运筹研究机构。1957 年国际运筹学会成立。此后,运筹学在军事运用方面进一步发展,不仅用于武器系统的选择,而且用于作战、训练、后勤以及军事行政管理等各个方面。

第三节　军事运筹学在卫生勤务中的作用

军事运筹学在卫勤中的应用涉及卫勤资源优化调度、减员预计、海上搜救、医疗后送、流程优化、方案评估等。针对现代信息化条件下作战训练对军事运筹的依赖性进一步增大,从部队卫勤保障实际出发,探讨军事运筹学在卫勤领域中的运用,以期进一步深化战法演练和卫勤训法改革,有助于增大部队的卫勤保障效能,最大程度挖掘潜力和提高战斗力,推动部队卫勤保障向深度和广度发展。

一、为卫勤保障计划制定提供科学依据

战前对卫生减员数量进行科学、合理的预测是制定卫勤保障计划和合理配置战时医疗资源的关键。针对作战减员预计这一难题,可以采取作战模拟、人工智能

理论等多种方法预测卫生减员数;如本书在分析舰艇受打击特点的基础上,采用马尔可夫链的相关理论来解决承受多次打击问题,可以给出适用于舰艇上各个系统的作战减员概率评估方法。将运筹学方法应用于减员预计,可以进一步丰富和完善减员预计理论和思路,适应信息化战争条件下卫勤保障工作的需要,为军事行动制定卫勤保障计划、医疗后送和药材保障提供理论依据,具有较高的现实意义。

二、优化卫勤组训流程和救治程序

如何有效训练是和平时期部队组织军事训练时经常需要面对的问题,管理科学,训练活动才能井然有序,最大程度地发挥有限资源(如人员、药材、力量、时间等)的效用,同时也能减少因忙乱而造成的训不全、训不实甚至导致各类训练事故。如战时医疗救治流程优化,传统的医疗救治分析手段主要集中在对病例病理特征的经验分析方面,且对各项检查指标要求越全面越好。但是,在战时时间紧迫且卫生资源有限的条件下,为提高救治效率,需要对伤病员进行快速诊断,而传统的医疗救治分析手段显然已不能满足战时战场救治的需求。随着大数据及医疗救治向智能化、现代化方向的发展,采用科学的方法从大量的医疗数据中提取出有利于诊断决策的关键数据从而辅助战时伤病员鉴别诊断显得尤为重要。本书针对这一难题,充分利用数据挖掘技术,以住院烧伤病人检测结果为基本资料,结合烧伤病病理特征,对烧伤医疗救治的流程进行分析和数据挖掘,利用决策树算法和诊断指标建立判别规则,对检查指标进行筛选,选出对快速诊断影响最关键的指标并发现隐藏在医疗数据中有用的规则,从而揭示救治流程数据背后所蕴含的规律,优化救治流程,提高救治效率。

三、为保障方案优化和资源合理配置提供方法参考

在现代信息化、智能化作战条件下,海上作战进程不断加快,且战场态势瞬息万变,加上远海战场环境复杂,一旦发生批量伤病员,医疗后送任务的合理分配和科学决策将是做好卫勤保障工作的关键。采用科学的方法对海上作战医疗后送方案进行优化,对提高伤病员的救治效率具有重要的意义。本书针对实际战场中经常面临的医疗后送任务分配问题,为提高战时海上医疗后送的效率,结合具体的作战样式、兵力配置与编组,通过对海上作战医疗后送过程的研究,考虑单舰、编队救护所医疗救治功能、医院船以及医疗资源配置的差别,结合海上作战海战场环境的实际情况,考虑海况、气象条件、后送方式等客观环境及条件的影响,形成一个完整的海上作战医疗后送方案,并明确优化目标,构建海上作战医疗后送方案评估模型,且采用科学的方法进行优化计算,力争使计算结果更接近实际,为海上作战医

疗后送问题的解决提供理论依据和方法参考。

四、提高演练演训效能

军事运筹学的运用对深化卫勤演练演训的作用突出。研究信息化条件下的卫勤训练问题必须把着眼点放在适应未来作战对手、海战场环境上,能依据理论对未来海上作战诸多变化因素进行科学预测,通过作战模拟得出卫勤优化方案。军事运筹学以数学方法和现代计算机技术为工具,能够对复杂的战法优化问题进行深入的定量和定性相结合的分析。如果没有军事运筹理论和方法介入,针对上述问题只能进行定性分析,或只是简单的手工概算,比较表象。军事运筹学的运用增强了战场演训研究的完整性和系统性,现代军事运筹理论和方法能综合考虑战术和技术的因素,军事和政治、传统、道义等因素,数量和非数量的因素,现实和潜在因素,把离散的非同一体系的效能指标,运用多指标效能分析法进行综合评价,使卫勤演练演训真正达到贴近实战要求。

第二章　线性规划与卫勤资源
优化调度分析

　　运筹学的一个重要分支是数学规划,而线性规划又是数学规划的一个重要分支,主要用于解决如何利用现有资源以取得最大效益的问题。自从 1947 年乔治·伯纳德·丹齐格(G. B. Dantzig)提出求解线性规划的单纯形方法以来,线性规划在理论上趋向成熟,特别是随着计算机处理技术的进步,线性规划的适用领域更加广泛,已成为运筹学应用中的基本方法。

第一节　线性规划数学模型

　　线性规划问题是在一组线性约束条件的限制下,求解线性目标函数最大值或最小值的问题。在解决实际问题时,把问题归结成一个线性规划数学模型是很重要的一步,但往往也是困难的一步,模型建立得是否恰当,直接影响到求解。而选择适当的决策变量,是建立有效模型的关键之一。

　　线性规划的目标函数可以用于求最大值,也可以求最小值,约束条件的不等号可以是小于号也可以是大于号。为了避免这种形式多样性带来的不便,一般线性规划问题的标准型为 X

目标函数
$$\max z = \sum_{j=1}^{n} c_j x_j \tag{2.1}$$

约束条件

$$\text{s.t.} \begin{cases} \sum_{j=1}^{n} a_{ij} x_j = b_i (i=1, \cdots, m) \\ x_j \geqslant 0 (j=1, \cdots, n) \end{cases} \tag{2.2}$$

式中: $b_i \geqslant 0$, $i=1, 2, \cdots, m$

　　说明:目标函数一般多用 max,max 与 min 两者可以互换,即 $\max z \Leftrightarrow \min(-z)$;约束条件通常为等式,对于"$\leqslant$"或"$\geqslant$"型的约束条件,可以通过添加变

量转换成等式约束条件,添加的变量称为松弛变量,在目标函数中,松弛变量相对应的系数为 0。例如:

$$3x_1 + 7x_2 \leqslant 32 \rightarrow \begin{cases} 3x_1 + 7x_2 + x_3 = 32 \\ x_3 \geqslant 0 \end{cases}$$

可行解　满足约束条件(2.2)的解 $X = (X_1, X_2, \cdots, X_n)$,称为线性规划问题的可行解,而使目标函数(2.1)达到最大值的可行解叫最优解。

可行域　所有可行解构成的集合称为问题的可行域,记为 **R**。

第二节　单 纯 形 法

单纯形法是求解线性规划问题最常用、最有效的算法之一。

一、线性规划问题解的相关概念

将线性规划问题化为标准型是利用单纯形法求解线性规划问题的基本步骤。在利用单纯形法进行计算时,是以基本概念的求解为基础的,线性规划解的概念对于不同元素的换入、换出等都有影响。

(1)基:设 A 为约束方程组的 $m \times n$ 阶系数矩阵(设 $n > m$),基为 A 的满秩子 $m \times n$ 阶矩阵。

(2)基可行解:满足变量非负约束条件的基解叫做基可行解,最优解一定是基可行解。

(3)可行基:对应于基可行解的基称为可行基。

二、初始基可行解的确定

单纯形法是一种迭代算法,在迭代时需要确定每一次迭代的对象,特别是在进行第一次迭代前,必须先确定好对象才能使单纯形法的迭代顺利进行。第一次迭代的对象称为初始基可行解,找出初始可行基的方法如下。

(1)有的线性规划问题中能直接观察得到一个初始可行基:

$$B = (a_1, a_2, \cdots, a_m) = \begin{bmatrix} 1 & 0 & \cdots & 0 \\ 0 & 1 & \cdots & 0 \\ \vdots & \vdots & & \vdots \\ 0 & 0 & \cdots & 1 \end{bmatrix}$$

（2）如果所有约束条件是"$\leqslant$"的不等式，在化为标准形式后，可以重新对变量和变量系数进行编号，得到一个 $m \times m$ 阶的单位矩阵

$$B = (a_1, a_2, \cdots, a_m) = \begin{bmatrix} 1 & 0 & \cdots & 0 \\ 0 & 1 & \cdots & 0 \\ \vdots & \vdots & & \vdots \\ 0 & 0 & \cdots & 1 \end{bmatrix}$$

此时单位矩阵 B 可作为可行基。再将标准形式下的约束条件移项为 x_1，x_2，$\cdots$，x_m 在同一边的等式，再令 $x_{m+1} = x_{m+2} = \cdots = x_n = 0$，可得 $x_i = b_i (i = 1,$ $2, \cdots, m)$；就此得到一个初始基可行解 $X = \left(b_1, b_2, \cdots, b_m, \underbrace{0, \cdots, 0}_{n-m} \right)^T$。

（3）如果所有约束条件是"$\geqslant$"的不等式及等式约束情况不存在的单位矩阵时，就采用人工造基方法，即在不等式约束中减去一个非负的变量后，再加上一个非负的人工变量；对于等式约束一样加上一个非负的人工变量，就可以得到一个单位矩阵。

三、最优性检验与解的判定

线性规划问题的解的结果有以下四种情况：唯一最优解、无穷多最优解、无界解和无可行解。在用单纯形法对线性规划进行迭代的过程中，对于什么样的情况使得线性规划有解或无解、什么样的情况能使线性规划达到最优，这就需要进行最优性检验与解的判定。

1. 最优解的判定

设 $X^{(0)} = (b_1', b_2', \cdots, b_m', 0, \cdots, 0)^T$ 为一个基可行解，并且对于一切 $j = m+1, \cdots, n$ 都有检验数 $\sigma_j = c_k - z_k = \max\{z_j - c_j \mid j = 1, 2, \cdots, n\} \leqslant 0$，则可以判定在该线性规划问题中 $X^{(0)}$ 为最优解。

2. 无穷多最优解的判定

设 $X^{(0)} = (b_1', b_2', \cdots, b_m', 0, \cdots, 0)^T$ 为一个基可行解，并且对于一切 $j = m+1, \cdots, n$ 都有检验数 $\sigma_j = c_k - z_k = \max\{z_j - c_j \mid j = 1, 2, \cdots, n\} \leqslant 0$，同时又存在某个非基变量的检验数 $\sigma_{m+k} = 0$，则可以判定该线性规划问题有无穷多最优解。

3. 无界解的判定

设 $X^{(0)} = (b_1', b_2', \cdots, b_m', 0, \cdots, 0)^T$ 为一个基可行解，有检验数 $\sigma_{m+k} > 0$，并且对于 $i = 1, 2, \cdots, m$ 有 $a_{i, m+k} \leqslant 0$，则判定该线性规划问题有无界解，也称之为无最优解。

四、单纯形法的计算

由于线性规划问题的多样性，针对不同类型的问题需要给出不同方法的单纯形法，以帮助更快地解决问题，例如单纯形法、人工变量法、对偶单纯形法等。

1. 单纯形法

用单纯形法求解线性规划问题时，正确、熟练地应用单纯形表能使计算更便捷。

（1）单纯形表是为了便于展现单纯形法中各种计算关系，使计算过程规范简单而不杂乱所设计出的一种计算表格。它的功能、表达方式与增广矩阵类似。

已知线性规划问题的标准形式为

$$\max z = \sum_{j=1}^{n} c_j x_j \tag{2.3}$$

$$\text{s.t.} \begin{cases} \sum_{j=1}^{n} a_{ij} x_j = b_i \, (i=1,\cdots,m) \\ x_j \geqslant 0 \, (j=1,\cdots,n) \end{cases} \tag{2.4}$$

为了在运算中便于观察并进行迭代，可以先将上述的线性规划问题的形式改写成增广矩阵的形式：

$$
\begin{array}{c}
\begin{array}{ccccccccc}
-z & x_1 & x_2 & \cdots & x_m & x_{m+1} & \cdots & x_n & b
\end{array} \\
\left[
\begin{array}{cccccccc|c}
0 & 1 & 0 & \cdots & 0 & a_{1,m+1} & \cdots & a_{1n} & b \\
0 & 0 & 1 & \cdots & 0 & a_{2,m+1} & \cdots & a_{2n} & b \\
\vdots & \vdots & \vdots & & \vdots & \vdots & & \vdots & \vdots \\
0 & 0 & 0 & \cdots & 1 & a_{m,m+1} & \cdots & a_{mn} & b \\
1 & c_1 & c_2 & \cdots & c_m & c_{m+1} & \cdots & c_n & 0
\end{array}
\right]
\end{array}
$$

已知 z 不参加基变量，所以它与 $x_1,x_2,\cdots,x_m$ 的系数构成一个基，即可以采用行初等变换将 $c_1,c_2,\cdots,c_m$ 变换为零，使对应的系数矩阵为单位矩阵，即

$$
\begin{array}{c}
\begin{array}{ccccccccc}
-z & x_1 & x_2 & \cdots & x_m & x_{m+1} & \cdots & x_n & b
\end{array} \\
\left[
\begin{array}{cccccccc|c}
0 & 1 & 0 & \cdots & 0 & a_{1,m+1} & \cdots & a_{1n} & b \\
0 & 0 & 1 & \cdots & 0 & a_{2,m+1} & \cdots & a_{2n} & b \\
\vdots & \vdots & \vdots & & \vdots & \vdots & & \vdots & \vdots \\
0 & 0 & 0 & \cdots & 1 & a_{m,m+1} & \cdots & a_{mn} & b \\
1 & 0 & 0 & \cdots & 0 & c_{m+1}-\sum_{i=1}^{m} c_i a_{i,m+1} & \cdots & c_n-\sum_{i=1}^{m} c_i a_{in} & -\sum_{i=1}^{m} c_i b_i
\end{array}
\right]
\end{array}
$$

根据上面的增广矩阵设计出以下单纯形表

C_B	基	b	c_1 x_1	$\cdots$	c_m x_m	c_{m+1} x_{m+1}	$\cdots$	c_n x_n
c_1	x_1	b_1	1		0	$a_{1,m+1}$		a_{1n}
c_2	x_2	b_2	0		0	$a_{2,m+1}$		a_{2n}
$\vdots$	$\vdots$	$\vdots$	$\vdots$	$\cdots$	$\vdots$	$\vdots$	$\cdots$	$\vdots$
c_m	x_m	b_m	0	$\cdots$	1	$a_{m,m+1}$	$\cdots$	a_{mn}
$c_j - z_j$			0	$\cdots$	0	$c_{m+1} - \sum\limits_{i=1}^{m} c_i a_{i,m+1}$	$\cdots$	$c_n - \sum\limits_{i=1}^{m} c_i a_{in}$

此表为初始单纯形表,在基列填入基变量,例如 x_1,x_2,$\cdots$,x_m;在 C_B 列中填入基变量的价值系数,例如 c_1,c_2,$\cdots$,c_m,它们与基变量相对应;b 列中填入约束方程组右端的常数;c_j 行中填入基变量的价值系数 c_1,c_2,$\cdots$,c_n;最后一行为检验数行,对应各非基变量 x_j 的检验数。每迭代一次可构成一个新的单纯形表。

（2）计算步骤：① 根据目标方程、约束条件建立初始单纯形表。② 找出初始可行基,确定初始基可行解。③ 算出非基变量 x_j 的检验数是否大于零。④ 若检验数全部小于等于零,则可停止计算,若检验数有大于零的数,则取最大的检验数所对应的 x_j 为换入变量,以 $\min\left(\dfrac{b_i}{a_{ik}} \middle| a_{ik} > 0\right)$ 为换出变量,重新列出单纯形表,进行迭代。

2. 人工变量法

当线性规划问题的约束条件本身构造不出单位矩阵时,就需要加入人工变量,使该线性规划问题能用单纯形法进行运算。

若线性规划问题中的约束条件为

$$\text{s.t.} \begin{cases} \sum\limits_{j=1}^{n} a_{ij} x_j = b_i (i = 1, \cdots, m) \\ x_j \geq 0 (j = 1, \cdots, n) \end{cases}$$

现在给每一个约束条件加入一个人工变量,设加入的人工变量分别为 x_{n+1},$\cdots$,x_{n+m},可以得到

$$\begin{cases} a_{11}x_1 + a_{12}x_2 + \cdots + a_{1n}x_n + x_{n+1} = b_1 \\ a_{21}x_1 + a_{22}x_2 + \cdots + a_{2n}x_n + x_{n+2} = b_2 \\ \qquad\qquad\qquad \cdots \\ a_{m1}x_1 + a_{m2}x_2 + \cdots + a_{mn}x_n + x_{n+m} = b_m \\ x_1, \cdots, x_n \geqslant 0,\ x_{n+1}, \cdots, x_{n+m} \geqslant 0 \end{cases},$$

通过单纯形表可以得到一个初始基可行解

$$y_j(k) = \frac{a + \rho b}{\Delta_j(k) + \rho b},\ j = 1, 2, \cdots, m;\ k = 1, 2, \cdots, n,$$

还需要特别注意的是人工变量是后加入原来的约束条件中的,所以人工变量是虚拟变量,在计算中应该通过基的变换将人工变量替换出来。在求解结果中,基变量如果不含有非零的人工变量,就表示原线性规划问题有解;基变量中如果含有某个非零人工变量,就表示原线性规划问题无可行解。

（1）大 M 法：大 M 法属于人工变量法,针对线性规划问题中约束条件是大于等于形式的情况,由于不能直接找到初始基可行解（单位矩阵）,故采用人造基的方法。在线性规划问题的约束条件中加入了人工变量,为了使人工变量对目标函数没有影响,可以给人工变量附加一个极大或极小的系数来对人工变量进行控制,以便于使人工变量从基变量中换出。

（2）两阶段法：用单纯形法求解线性规划问题时,如果线性规划问题的约束矩阵中有一个单位矩阵,并且 $b \geqslant 0$,看似可以得出基本可行解,但是实际操作后却不能得出,因此还需要另外一种寻找初始可行解的方法即两阶段法。

第一阶段引入人工变量,构造辅助线性规划问题,求初始可行解;第二阶段从初始基本可行解开始,去除人工变量,用单纯形法求解原问题。两阶段的方法在解决比较难的、利用一次变换无法求出结果的线性规划问题中非常实用。但是,两阶段法的构造运算也需要对单纯形法有很深的了解才不容易出错。

3. 对偶单纯形法

对偶单纯形法是单纯形法的改进。单纯形法是从一个欠优化的基本可行解开始,在求解过程中保持解的可行性的同时逐渐完善解的优化性的方法。而对偶单纯形法却是从一个超优的不可行解开始,在求解过程中保持解的优化性的同时逐渐完善解的可行性的方法。在原问题利用单纯形法求解困难时,可以考虑利用对偶单纯形法使计算更简便。

第三节　海上搜救卫勤资源优化调度问题分析

现代海战,由于海上环境恶劣且海域广阔,伤员分布广泛,人员落水后,易受低温、海洋有害生物侵袭、淡水和食物缺乏等影响,若长时间得不到救治,极易死亡,因此,加强战时海上落水人员搜救工作的相关研究具有十分重要的意义。达到高效率,是海上搜救所要达到的基本目标之一。在海上救援过程中,卫勤部门在战前制定的海上搜救方案可以满足应对常规海上搜救任务的需求,但对于重大突发事故,如潜艇失事、战斗机掉落远海等情况发生时,需要紧急调配海上搜救资源,然而这些在战前很难制定预案,需要结合突发事故的任务性质和需求动态调配搜救资源,并作出合理的决策。由于时间紧迫,且海上作战过程中随时会面临新的突发救援任务,在紧急状态下,科学合理调配各种搜救资源是提高海上搜救效率的关键,本节针对该问题进行研究,建立了搜救资源调度模型,通过科学制定搜救资源调配方案,避免资源的浪费,确保搜救资源能够有效地用于海上突发事故处理,提高海上搜救效率。

一、海上搜救卫勤资源优化调度的主要过程

海上搜救是指除本体外,任何海上救助力量在获得海上遇险信息后所采取的搜索和救援行动,它包括海上搜索与海上救助两部分。海上遇险失事突发性强,常常具有情况危急、任务紧迫和水文气象环境复杂等特点。一旦接到海上遇险失事报警信息,应迅速收集各种相关信息,快速制定合理有效的搜救方案,并以最快的速度派出搜救力量,这是搜救行动成功的关键。海上搜救目标包括由于战损、碰撞、故障、触礁、火灾、倾覆、进水、失控等各种原因而处于海面险境的舰船、落水飞机、落水人员等军事目标和民用目标。

海上搜救卫勤资源的调度主要是指在海上作战过程中,遇有突发事故时,卫勤指挥员需要做出应急资源调度决策,要求其根据现阶段的海上突发事故发生、发展状况,合理确定调度的应急资源数量,将应急资源及时送达事故现场。海上搜救卫勤资源的调度是海上卫勤管理工作的重要内容,面对可能发生的海上多项搜救任务,通过合理规划部署,制定科学的资源调度方案,尽可能地避免资源的浪费,满足多任务的需求,确保应急资源能够合理地应用于海上搜救任务,提高海上搜救效率。

针对作战过程中出现的海上突发搜救任务,能否在最短的时间内制定出科学

合理的资源调度方案,将各种搜救资源及时送达事故海域是搜救工作能否迅速展开的一个关键环节,也是海上搜救工作能否取得高效、提高伤员时效救治的一个关键因素。海上搜救卫勤资源的调度优化问题的处理过程主要包括:

1. 海上突发事故海域任务分析

根据信息侦察或上级通报,需要尽可能掌握详细的事故信息。包括:事故性质,如舰船沉没、潜艇失事、战斗机落水等;伤员情况,如轻伤人员、重伤人员、落水人员情况及数量等;事故海域所需的救援时间等。

2. 海上突发事故海域搜救资源需求分析

结合搜救任务确定目前可调配的搜救资源种类和数量,包括医护人员、药品、搜救装备、食品、耗材等,并列出清单。

3. 海上搜救任务资源调度方案制定

根据确定的海上救援任务和搜救资源需求分析,运用建立的海上搜救卫勤资源优化调度数学模型,通过对模型的求解,确定优化后的海上搜救任务资源调度方案。这是整个海上搜救资源优化调度过程的核心。

4. 实施海上搜救资源调度

卫勤部门根据海上搜救资源调度优化方案展开工作。

5. 评价海上搜救任务的执行能力和效果

搜救任务完成后,对本次完成海上搜救任务的能力和效果进行评价、分析,总结经验,以进一步优化模型。

二、海上搜救卫勤资源优化调度模型构建及求解

1. 模型构建

海上搜救任务的特点是时间紧、任务重,救援力量需要在第一时间进入,以满足伤员时效救治的需求。特别是海上作战,突发事故多,在面临多项救援任务同时提出卫勤资源需求的情况下,需要尽快形成一种资源(包含人员、物资与装备等)优化调度方案供卫勤指挥员参考,辅助其尽快制定出科学合理的救援方案,以便将搜救资源尽快安排到最需要的位置,从而使人员伤亡率降到最低。

海上搜救卫勤资源优化调度问题涉及卫勤资源储备点的资源分配问题。针对搜救任务紧迫性容易导致搜救资源调度不合理的情况,结合海上伤员时效救治的需要,海上搜救资源调度模型的构建目标,应以救援时间 W(称之为"总调度时间")最短作为主要优化目标,构建如下数学模型:

$$W = \min\left(\sum_{i=1}^{n} \sum_{j=1}^{m} \sum_{k=1}^{l} t_{ij} \cdot x_{ij}^{k} \right) \tag{2.5}$$

约束条件：

$$\sum_{i=1}^{n} \sum_{j=1}^{m} \sum_{k=1}^{l} x_{ij}^{k} \leqslant C_{ik}$$，C_{ik} 为资源储备点 C_i 存储的 k 类资源量；资源储备点所输出的搜救资源总量不会超过其资源总量；

$$\sum_{j=1}^{m} \sum_{i=1}^{n} \sum_{k=1}^{l} x_{ij}^{k} \geqslant G_{jk}$$，G_{jk} 为搜救海域 G_j 收到的 k 类资源量；搜救海域所获得的搜救资源总量至少等于其需求量，否则，不能保证任务的完成；

t_{ij} 为由资源储备点 C_i 调度到搜救海域 G_j 的最短时间；

x_{ij}^{k} 为救援过程中，由资源储备点 C_i 调度到搜救海域 G_j 的 k 类资源量；

$i=1,2,\cdots,n$；i 为资源储备点数量；

$j=1,2,\cdots,m$；j 为搜救海域数量；

$k=1,2,\cdots,l$；k 为物资种类数量。

2. 模型求解

上述模型直接求解比较复杂，但由于模型（2.5）是和的形式，求解时，可以将 k 种物资的分配看作为 k 个阶段的决策过程，即每一阶段考虑一种搜救物资的调度：

第 1 阶段，搜救资源调度模型：

$$W_1 = \min\left(\sum_{i=1}^{n} \sum_{j=1}^{m} t_{ij} \cdot x_{ij}^{1} \right) \tag{2.6}$$

$$\text{s.t.} \begin{cases} \sum_{i=1}^{n} \sum_{j=1}^{m} x_{ij}^{1} \leqslant C_{i1} \\ \sum_{j=1}^{m} \sum_{i=1}^{n} x_{ij}^{1} \geqslant G_{j1} \end{cases}$$

第 2 阶段，搜救资源调度模型：

$$W_2 = \min\left(\sum_{i=1}^{n} \sum_{j=1}^{m} t_{ij} \cdot x_{ij}^{2} \right) \tag{2.7}$$

$$\text{s.t.} \begin{cases} \sum_{i=1}^{n} \sum_{j=1}^{m} x_{ij}^{2} \leqslant C_{i2} \\ \sum_{j=1}^{m} \sum_{i=1}^{n} x_{ij}^{2} \geqslant G_{j2} \end{cases}$$

……

第 k 阶段，搜救资源调度模型：

$$W_k = \min\Big(\sum_{i=1}^{n} \sum_{j=1}^{m} t_{ij} \cdot x_{ij}^k \Big) \tag{2.8}$$

$$\text{s.t.} \begin{cases} \sum\limits_{i=1}^{n} \sum\limits_{j=1}^{m} x_{ij}^k \leqslant C_{ik} \\ \sum\limits_{j=1}^{m} \sum\limits_{i=1}^{n} x_{ij}^k \geqslant G_{jk} \end{cases}$$

以上模型的形式是线性规划问题,而单纯形法是求解线性规划问题最常用、最有效的算法,故海上搜救卫勤资源优化调度模型可以采用单纯形法进行求解(计算步骤略)。

三、案例分析

1. 情况设定

假定在某次远海作战过程中,接到上级任务通报,同时有 3 处海域发生事故,需从该地区的搜救资源储备点调集 3 种不同的资源(人员、药品、装备)进行救援,假定共有 5 个搜救资源储备点。搜救海域的搜救资源需求量如表 2.1 所示,搜救资源储备点的资源可用量如表 2.2 所示,搜救资源储备点至搜救海域的最短时间如表 2.3 所示。请结合搜救任务尽快制定出资源调度优化方案。

表 2.1　搜救海域的搜救资源需求量

搜 救 点	G_1	G_2	G_3
人员	5	20	12
药品	15	35	20
装备	2	7	5

表 2.2　资源储备点的搜救资源可用量

出 救 点	C_1	C_2	C_3	C_4	C_5
人员	10	6	15	17	9
药品	16	15	21	22	5
装备	3	4	10	2	1

表 2.3　资源储备点至搜救海域的最短时间(min)

	G_1	G_2	G_3
C_1	17	10	8
C_2	20	5	13
C_3	25	28	35
C_4	7	5	6
C_5	4	12	16

2. 模型求解

采用本研究所构建的海上搜救卫勤资源优化调度模型,将表2.1、表2.2、表2.3中的数据代入模型公式(2.6)、(2.7)、(2.8)并运用单纯形法进行求解,得出海上搜救卫勤资源优化调度方案如表2.4所示。

表 2.4　海上搜救资源优化调度方案

	C_1	C_2	C_3	C_4	C_5
人员	$x_{13}^1 = 9$	$x_{22}^1 = 6$	—	$x_{42}^1 = 14$; $x_{43}^1 = 3$	$x_{51}^1 = 5$
药品	$x_{13}^2 = 16$	$x_{22}^2 = 15$	$x_{31}^2 = 10$; $x_{32}^2 = 2$	$x_{42}^2 = 18$; $x_{43}^2 = 4$	$x_{51}^2 = 5$
装备	$x_{13}^3 = 3$	$x_{22}^3 = 4$	$x_{31}^3 = 1$; $x_{32}^3 = 3$	$x_{43}^3 = 2$	$x_{51}^3 = 1$

x_{ij}^k 表示在救援过程中,由资源储备点 C_i 调度到搜救海域 G_j 的 k 类资源量,如 $x_{13}^1 = 9$ 表示由资源储备点 C_1 调度到搜救海域 G_3 的第 1 类资源的需求量为 9。由优化调度方案分析可知:药品和装备都需要从 5 个资源储备点调度;尽管资源储备点 C_3 有人员可以调度,但通过模型计算给出的优化方案,在其他 4 个资源储备点已经可以满足本次任务需求的情况下,无需再从资源储备点 C_3 调派人员,进而避免了资源浪费,可将资源用于其他任务。

3. 结果分析

通过模型给出了优化的海上搜救资源调度方案,重点在于为海上搜救资源优化调度提供一种科学、实用的方法支持。文中举例在 3 处海上事故点、5 个救援出发点的案例条件下,给出优化的海上搜救资源调度方案,该方法亦可用于更多处海上事故点和多个救援出发点搜救时海上搜救资源优化调度方案的制定,可以减少人工计算,提高搜救决策效率。

海上搜救是一个世界性难题,特别是海上作战中对落水人员的搜救工作难度更大,加强战时海上落水人员搜救工作的相关研究具有十分重要的意义。及时制定出科学合理的海上搜救卫勤资源优化调度方案,对做好海上伤员时效救治非常关键。由于海上作战环境的复杂性,一旦接到救援任务,卫勤指挥员需要在第一时间内制定出合理的资源调度方案,并以最高的效率将卫勤资源调配到事故海域,否则,极有可能造成重大的人员伤亡。本节讨论了海上作战过程中搜救资源的动态配置问题,针对搜救任务紧迫性导致搜救资源调度不合理的情况,结合海上伤员时效救治的需要,以救援时间最短作为主要优化目标,构建了海上搜救卫勤资源优化调度数学模型,有助于丰富海上搜救卫勤理论,且模型计算简单,可以辅助卫勤指挥员及时制定出科学合理的搜救资源调度方案,有利于海上搜救工作顺利开展。但要进入实际应用还需结合具体任务进行更多研究和试用,并不断完善。

第三章　模拟与减员预测分析

模拟与预测是运筹学常用的两类方法。模拟就是对系统的模型进行试验的一种方法。具体地说，模拟是指用系统模型结合实际的或模拟的环境和条件，或用实际的系统结合模拟的环境和条件，对系统进行研究、分析和实验的方法。预测是指一种以数量化表述为特征的预见或预言。现实世界的发展与变化是复杂的、杂乱无章的，但在杂乱无章的背后，往往隐藏着规律，在观察和分析历史发展和现状的基础上，认识和掌握这种规律，推测和判断未来的发展趋势，这就是预测。模拟与预测作为一门新兴的学科，越来越广泛地应用于军事领域。

第一节　模　　拟

一、模拟的基本概念

根据系统模型的不同，系统模拟主要分为物理模拟和数学模拟两类。物理模拟是指对与真实系统相似的物理模型进行试验的过程，比如使用沙盘演示红蓝两军对抗。数学模拟则是对真实系统的数学模型进行试验的过程。数学模拟又可分为解析模拟和随机模拟。解析模拟就是利用已建立的数学模型，通过解析的方法求出最佳的决策变量值，从而使系统得到优化。然而，在大多数情况下，由于问题本身的随机性质，或数学模型过于复杂，采用解析的方法不容易或根本无法求出问题的最优解，在这种情况下，就要借助于随机模拟方法。随机模拟通常采用的方法是蒙特卡罗法，蒙特卡罗法（Monte-Carlo Method）又称统计试验法、随机模拟法，由匈牙利数学家冯·诺依曼（Von Neu-mann）建立，在第二次世界大战中，曼哈顿项目用它来模拟核引爆的过程。

二、模拟的步骤

1. 提出问题、分析问题

任何一种活动，都会受到多种因素的影响和制约，所以提出问题后，首先要把问题内在关系和外部影响厘清,尤其是要把有关系统的运行机制弄清楚,其次是要收集、调查各种资料,如随机性因素的概率特征及系统运行的各种参数等。

2. 建立系统模拟模型

应用已取得的资料数据,建立描述系统的模拟模型,以观察其是否与实际系统情况相符合,若有差异,则立即予以修正,务求使建立的模型可靠有效。

3. 进行模拟试验

利用建立的模拟模型进行一系列的模拟试验,通过模型的各种输入条件,观察其输出情况,了解各种条件的变化对现实过程的影响。

4. 对模拟结果进行评价与验证

对模拟计算的结果作统计分析,可判断系统的效能及存在的问题。就此即可作出相应的决策,提出改进系统的意见。

三、模拟的特点

(1)模拟是一种人为试验的手段,模拟可以通过对模拟模型施加各种输入函数,对复杂系统进行"实验",以了解系统的行为和特征。但是这种"实验"是以实际系统的映像——系统模型和人造环境为条件进行的,它与实际状况有相似之处又存在一定差别。

(2)模拟可以在时间序列上对系统的行为或状态进行模拟,以反映系统运行、演变和发展的动态过程,通过模拟可以研究系统在较长时间段内的变化规律。

(3)数字模拟实质上是对系统问题求数值解的一种计算技术。由于实际系统过于复杂而无法建立数学模型,或借助已有的数学模型很难求出解析解,这时采用模拟技术得到数值解也有助于问题的解决。

(4)与解析方法相比,它不能提供一般情况下的解,一次模拟只能提供一组特定参数下的数值解。因此在探索系统的最优解等问题时,必须对许多组不同的参数进行模拟,而不同参数的组合数往往是非常庞大的。由此可见,采用随机模拟求解问题时需要花费大量的时间,用人工几乎无法进行,必须借助于计算机这一计算工具。

四、蒙特卡罗法简介

1. 蒙特卡罗法的原理

蒙特卡罗法是通过随机模型,利用一连串的随机数作为输入,对相应的输出参数进行统计计算的一种数值计算方法。蒙特卡罗法的理论基础是概率论中的大数定律,即在相同的条件下对事件 A 进行 n 次独立的试验,当 n 无限增大时,事件 A 的 n 个观察值的平均值依概率收敛于其数学期望值。从原则上讲,蒙特卡罗法可以求解任何形式系统问题的数学模型,特别是对于涉及随机因素多、用解析方法无法求解的复杂的数学模型,蒙特卡罗法就显示出其优越性。其步骤如下:

(1)对资料进行分析和处理,以适应建模的需要;

(2)根据实际问题中随机变量的统计特性,建立描述现实系统的适当的模拟模型;

(3)根据资料的处理结果,对模型进行随机取样,确定随机变量的值,并按照数量关系进行模拟计算。最后进行统计处理,对统计特性进行验证,分析系统变化的规律。可见,蒙特卡罗法的关键是建立模拟模型,而建立模拟模型的关键是确定随机数,确定随机数主要有以下几种方法。

2. 产生随机数的方法

产生随机数的方法可分为直接法、物理方法和数学方法,也可利用随机数表来获得模拟所需的随机数。

(1)直接法,即使用扔硬币、扔针、扔骰子等方式,来获得随机数。

(2)物理方法,即以物理装置,如脉冲发生器、电子噪声发生器、数字移位寄存器等作为随机数发生器,产生随机数序列。

(3)数学方法,即利用递推算法,通过计算产生具有某种分布特征的随机数。由于这样产生的随机数并非真正意义上的随机数,为明确区别称作伪随机数。

(4)查随机数表以确定随机数。为了使用上的方便,人们将预先产生的随机数排列在表格中,称之为随机数表。随机数表中随机数的分布具有较好的随机性和均匀性,在取用随机数时要按照随机性原则确定随机数的起点。随机数起始点确定后,可以从左到右或由上至下连续取用,或按一定间隔取用。

3. 随机模拟

将随机数作为事件出现的随机概率进行模拟,其步骤如下:

(1)求出模拟事件出现的频率;

(2)计算累计频率;

(3)将累计频率换算为随机概率;

(4)从随机数表中任意指定一个随机数作为起始点,一个一个地模拟。

第二节　预　测　分　析

预测,简单地说就是根据过去和现在预计未来,即根据主观经验和客观数据,采用定性和(或)定量的方法,对预测对象的未来状况作出估计和推测,为决策服务。

由于预测的对象千变万化,涉及社会生活的各个领域,因此预测的方法也多种多样,并不存在某种能够适用于各种情况的通用预测方法。因此,很重要的是要知道如何根据现实情况,选用合适的预测方法。预测的分类方法有很多,例如根据预测所用技术,可以分为定量预测和定性预测,统计方法预测和非统计方法预测等;根据预测时间长短,可以分为长期预测、中期预测和短期预测;根据预测内容,可以分为经济预测、气象预测、军事预测等。本章所提供的是一种比较详细的军事问题预测方法。预测方法有很多,很难说这些预测方法中哪个好、哪个不好,关键是要看运用是否合理。

预测一般可以按以下程序进行:

(1) 确定预测目的;

(2) 收集和筛选资料;

(3) 选择预测技术;

(4) 建立预测模型;

(5) 利用模型进行预测;

(6) 分析预测结果。

预测的结果只是对实际情况的估计,因此在得到预测结果后,还应该根据经验和常识去判断预测结果是否符合逻辑,是否存在意外的情况会对预测结果产生很大的影响等。

第三节　水面舰艇编队遭导弹多波次攻击时减员预计

海上作战减员预计是一项复杂的系统工程,它涉及参战双方各类人员的素质、武器的杀伤力、气象、战场环境等诸多因素以及对这些因素的定量描述方法。卫勤人员应结合具体情况,力争使预计接近战场实际。目前,水面舰艇编队海上作战时,多方向、多批次的反舰导弹远程攻击已成为主要的作战样式,本节将从系统论观点出发,本着定性分析和定量分析相结合的原则,通过建立水面舰艇导弹攻击作战过程仿真模型,通过作战模拟的方法实现以舰艇损伤程度计算舰艇编队战伤减员数,从而提供一种适合水面舰艇导弹攻击作战实际情况的减员预计方法,提高作战减员预计的准确性。

一、水面舰艇编队导弹攻击作战过程仿真模型

在现代海战中,反舰导弹在水面舰艇编队的攻防对抗过程中起到关键作用。如果编队只是遭受数枚反舰导弹的打击,舰艇损伤和减员预计较容易计算预测,本节重点研究多批次导弹饱和攻击下的舰艇编队减员计算。在饱和攻击情况下,有的舰艇可能还没有被击中,而有的舰艇可能已被 1 枚、2 枚甚至数枚导弹击中,考虑舰艇编队作战时的一体化防空,反舰导弹饱和攻击下的实际作战过程可以简化为:编队在极短时间间隔内遭受多个波次反舰导弹攻击;在每波次攻击中每艘舰艇平均遭受 1 枚导弹打击;每枚反舰导弹的平均命中概率相同。在这一等价过程中,反舰导弹的平均命中概率已经充分综合了导弹单发命中概率、舰艇防空反导性能、士气、指挥水平、战场环境等因素,对它的估计可以取代对其他因素的估计,大大减少了估计对象,简化了模型。

舰艇编队作战可以看作一个系统变化过程,在这个系统中实际发生变化的只有剩余舰艇数量。随着作战的进行,舰艇遭受导弹袭击增多,直到被击沉(舰艇剩余可承受导弹袭击数量减少到 0)。因此,所选择的状态变量必须能够反映编队内舰艇数量和编队内每艘舰艇可承受导弹打击数量 2 个因素。定义列向量 $X(t) = (x_0^t, x_1^t, \cdots, x_n^t)^{\mathrm{T}}$ 为经过反舰导弹 t 个波次打击后编队内的舰艇状态,各分量 x_k^t 为 t 个波次打击后可承受导弹打击数量为 k 的舰艇数量。

从考虑现代海战作战过程中导弹打击效果的角度出发,结合以上分析,水面舰艇作战过程仿真步骤如下:

(1) 产生舰艇初始状态,即对第 i 艘舰艇可承受导弹打击数量的上限数量为 n_i;

(2) k 表示打击波次数;

(3) 对每一艘舰艇处理 k 次;每次处理过程都相同;对第 i 艘舰艇处理第 k 次,处理过程如图 3.1 所示:① 若 $n_i < 0$,结束处理(舰艇已被击沉);② 产生 0~1 之间均匀分布的随机数 P_0;③ 若 $P_0 < p$,则 $n_i = n_i - 1$(舰艇被命中);④ 若 $n_i < 0$,则 $Y(k) = Y(k) + 1$(表示舰艇被击沉)。

完成以上 4 步工作后,一次作战仿真过程就结束了,得到的数据是 $Y(k)$。仿真模型的计算机流程如图 3.1 所示。

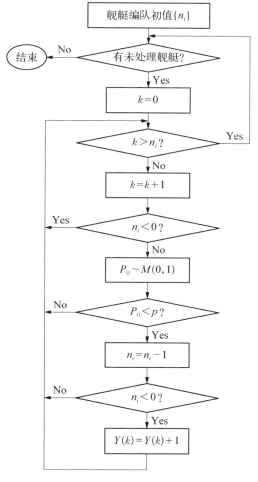

图 3.1　仿真模型流程图

二、水面舰艇编队导弹攻击作战减员预计模型研究

1. 舰艇毁伤概率的计算

本问题中，进行仿真的最终目的是给出遭反舰导弹 t 个波次打击后编队内的舰艇受损状态，进而以舰艇损伤程度计算舰艇编队战伤减员数。由于本问题属于小子样估计，相同条件下的仿真结果会呈现随机变化，结合水面舰艇导弹攻击作战过程仿真模型，对不同条件均仿真 10 000 次，取平均值，最终得到经过反舰导弹 t 个波次打击后编队内的各艘舰艇受损状态为 $X(t)=(x_0^t, x_1^t, \cdots, x_n^t)^{\mathrm{T}}$，$X(0)$ 为遭反舰导弹打击前编队内的舰艇状态，进而可得编队内各艘舰艇的毁伤概率为

$$S = \frac{X(t)}{X(0)} = \left(\frac{x_0^t}{x_0^0}, \frac{x_1^t}{x_1^0}, \cdots, \frac{x_n^t}{x_n^0} \right)^{\mathrm{T}} \tag{3.1}$$

2. 水面舰艇损伤评估

在整个海战过程中,反舰导弹起到关键的作用。反舰导弹的作战效能与其速度、射程、机动能力、抗干扰能力以及命中概率等因素有关,在实战环境下主要体现为消灭敌舰所需的导弹数量。因此,在计算战伤减员之前应首先对编队内的舰艇进行损伤评估。值得注意的是,对于水面舰艇的"消灭"一词解释各有不同。这里,定义舰艇的毁伤概率为 $S(i)$,当 $S(i) > 0.8$ 时为"沉没"或"消灭";介于 $0.5 \sim 0.8$ 之间为严重损伤;当 $S(i) \leqslant 0.5$ 时为轻度损伤。

3. 水面舰艇战伤减员评估

战伤减员与舰艇受损程度有关,结合以上建立的水面舰艇导弹攻击作战过程仿真模型计算结果,以舰艇损伤程度评估结果来计算舰艇编队战伤减员数,见式(3.2)。

$$W = \sum_{i=1}^{n} R(i) \cdot w_s(i) \tag{3.2}$$

式中,$R(i)$ 为编队内第 i 艘舰艇编制人数;$w_s(i)$ 为编队内与第 i 艘舰艇损伤评估值相对应的战伤减员率取值。以某型猎潜艇计算为例:经过反舰导弹作战过程仿真模拟,第 3 波次打击后由式(3.1)得该型猎潜艇毁伤概率为 $S(i) = 0.568\,4$,损伤评估结果为"严重损伤",对应的战伤减员率取值范围为 $15\% \sim 20\%$,则由对应关系

$$\frac{w_s(i) - 15\%}{20\% - 15\%} = \frac{S(i) - 0.5}{0.8 - 0.5},$$

可得 $w_s(i) = 16.1\%$。

舰艇遭反舰导弹袭击后,其损伤结果可分为沉没、严重损伤和轻度损伤 3 种。轻度损伤和严重损伤时,结合历史经验数据,参战人员战伤减员参数见表 3.1。舰艇沉没的条件下战伤减员的计算则不一样,其战伤减员数取决于沉没舰艇当时所处海区的水文气象情况和救护条件,见表 3.2。

表 3.1　舰艇不同损伤程度的战伤减员(%)

舰 艇 种 类	严 重 损 伤	轻 度 损 伤
巡洋舰	8～10	1～2
驱逐舰	10～15	2～3

续　表

舰艇种类	严重损伤	轻度损伤
护卫舰	18～20	5～6
猎潜艇、扫雷舰	15～20	6～7
登陆舰	15～20	7～9
登陆艇	15～25	7～8
护卫艇、快艇	35～45	7～8
运输舰	15～20	3～4

表 3.2　各种海况及救护条件下舰艇沉没时战伤减员情况(％)

作　战　海　区　海　况	被救人员占舰员人数的百分比	战伤减员数占被救人员的百分比
良好条件：气温在 25℃ 以上，水温 15℃ 以上，风浪 3 级以下，能见度好	50	25
一般条件：气温在 20℃ 左右，水温 10℃ 左右，风浪 3～5 级，能见度中等	33	33
不良条件：气温在 10℃ 左右，水温 5℃ 以下，风浪 5 级以上，能见度中等	25	50

三、仿真计算及分析

在某次海上护航作战方案中，假设红方水面舰艇编队将遭受蓝方远程导弹饱和打击，红方水面舰艇编队共编有各型舰艇 6 艘，作战海区海况不良：气温在 10℃，水温 5℃ 以下，风浪 5 级以上，能见度中等。试预计在蓝方反舰导弹平均命中概率分别为 0.4 和 0.7 时，红方水面舰艇编队分别经受 1 个波次、2 个波次和 3 个波次打击后的战伤减员数。

由于本问题属于小子样估计，相同条件下的仿真结果会呈现随机变化，结合水面舰艇导弹攻击作战减员仿真模型，对不同条件均仿真 10 000 次取平均值，计算结果如表 3.3 所示。

通过仿真计算结果可知，战伤减员数的多少与海战样式、舰艇编队的防御能力及作战海区海况有很大关系。随着导弹打击波次的增加，舰艇编队的整体防御能力降低，反舰导弹命中概率增大则战伤减员数会明显增加，且舰艇沉没时战伤减员较高。因此，为降低战伤减员数应强化舰艇防御能力，避免被击沉。

表 3.3　红方水面舰艇编队 6 艘各型舰艇战伤减员数仿真计算结果

项 目		巡洋舰	驱逐舰	护卫舰	猎潜艇	护卫艇	运输舰
舰艇编制数量（人）		150	100	80	50	30	300
舰艇可承受导弹打击数量（枚）		6	4	3	2	1	5
反舰导弹平均命中概率为 0.4	1个波次	毁伤概率 损伤评估 战伤减员 编队减员	0.065 9 轻度损伤 2	0.101 6 轻度损伤 2	0.134 3 轻度损伤 4 22	0.198 7 轻度损伤 3	0.395 2 轻度损伤 2	0.079 9 轻度损伤 9
	2个波次	毁伤概率 损伤评估 战伤减员 编队减员	0.133 3 轻度损伤 2	0.200 1 轻度损伤 2	0.264 0 轻度损伤 4 33	0.398 5 轻度损伤 3	0.636 5 严重损伤 12	0.161 0 轻度损伤 10
	3个波次	毁伤概率 损伤评估 战伤减员 编队减员	0.197 5 轻度损伤 2	0.301 6 轻度损伤 3	0.404 1 轻度损伤 5 42	0.568 4 严重损伤 8	0.783 0 严重损伤 13	0.240 1 轻度损伤 11
反舰导弹平均命中概率为 0.7	1个波次	毁伤概率 损伤评估 战伤减员 编队减员	0.150 1 轻度损伤 2	0.223 7 轻度损伤 3	0.299 2 轻度损伤 4 37	0.448 6 轻度损伤 3	0.900 5 沉没 15	0.180 7 轻度损伤 10
	2个波次	毁伤概率 损伤评估 战伤减员 编队减员	0.299 7 轻度损伤 2	0.449 8 轻度损伤 3	0.601 0 严重损伤 15 71	0.899 5 沉没 25	0.987 4 沉没 15	0.359 6 轻度损伤 11
	3个波次	毁伤概率 损伤评估 战伤减员 编队减员	0.349 9 轻度损伤 3	0.526 3 严重损伤 10	0.703 5 严重损伤 16 81	0.880 6 沉没 25	0.974 1 沉没 15	0.419 9 轻度损伤 12

　　采用仿真模型模拟方法进行战伤减员预计具有快速、多方案对比等优点，可以为决策者提供多方案的选择及决策依据。只要采用的数据准确、可靠，计算获得的减员预计数相对较准确，是未来减员预计的发展方向。但由于海战中影响战伤减

员的因素诸多且多数因素不确定性很大，要把握数据的准确性具有一定的难度，尤其是当主要的关键因素出现偏差时就会影响到整个模拟的结果。当前，采用模拟方法进行减员预计尚处于探索阶段，还需进行更多研究和试用并作不断完善，才能推广应用。

第四节　人工智能理论与减员预测分析

目前，国内关于减员预测的研究方法中靠经验预测居多，缺乏数据量化的科学性，且多是关于陆战减员方面的预测研究，关于海战减员预测的研究成果较少。这是由于受海战场特殊环境的多方面因素影响，且各影响因素之间的关系错综复杂，使得海战伤减员预测成为一个复杂的非线性系统，应用传统的预测方法并不能反映各影响因素之间的非线性关系。人工智能的发展为研究这类复杂的问题提供了新的思路和方法。进一步分析我们发现，由于海上作战历史资料数据较少，应用传统的人工智能方法预测减员问题也存在一定缺陷，如采用神经网络方法预测需要大量的训练样本，否则预测模型得不到充分训练，容易出现预测结果不稳定、局部最优的问题。而回归型支持向量机（support vector machine for regression，SVR）是专门针对小样本问题而提出的，可以在有限样本的情况下获得最优解，在解决小样本、非线性及高维模式识别问题中表现出许多特殊的优势，从理论上讲可以得到全局最优解。避免了传统神经网络需要反复试凑以确定网络结构的问题，解决了传统神经网络无法避免的局部最优问题。本节基于支持向量回归机进行海战伤减员预测与仿真研究，为卫勤指挥提供决策支持。

一、海战伤减员影响因素分析及量化

相对于陆上作战战例，海战战例和数据相对较少，经向专家咨询，并在对历次海战战例收集和海战伤减员情况分析的基础上，筛除一些无效数据后，选择了作战样式、作战天数、参战舰艇数、作战强度、兵力对比、海区条件、总船天、武器平均命中概率共 8 个减员指标因素，并对其进行量化。由于海战伤减员受多方面因素影响，加上其他影响因素依然也可以采用算法进行合理预测计算，因而从理论上来说，能收集到的指标数据越多，预测结果会越精确。

1. 作战样式

海上作战样式有多种划分，通常包括以下几种：一是反制敌海上兵力集团作战；二是渡海登陆作战；三是反击敌岸作战；四是海上封锁作战；五是保卫海上交通线作战;六是海上非战争军事行动。将海上作战样式视为集合,其隶属度为:T(海上作战)={(反制敌海上兵力集团作战,0.3),(渡海登陆作战,0.25),(反击敌岸作战,0.2),(海上封锁作战,0.15),(保卫海上交通线作战,0.09),(海上非战争军事行动,0.01)};隶属度的取值可由指挥员根据经验获得合理的估计,此处为说明算法,隶属度均为假设数据。

2. 作战天数

作战天数以天为单位计算,作战天数的确定可以采用历史数据,通过战例分析获得,也可结合军事背景或演习想定,由指挥员根据经验获得合理的估计。

3. 参战舰艇数

参战舰艇数一定程度上反映了海战的规模。参战舰艇数的确定可以采用历史数据,通过战例分析获得,也可结合军事背景或演习想定,由指挥员确定。

4. 作战强度

作战强度主要是指战役的激烈程度。很明显,作战强度越大,发生的减员数量也就越多。根据对以往战争资料的分析并结合专家评判,把作战强度分为三类,见表 3.4。

表 3.4　作战强度量化表

作 战 强 度	量 化 值
轻度	1
中度	2
重度	3

5. 兵力对比

兵力对比反映了参与此次作战的双方实力差距。对交战双方的兵力对比等级量化见表 3.5。

表 3.5　兵力对比取值表

敌兵力：我兵力	1：1	1：2	1：3	1：4 及以上
取值	5	2.5	1	0.5

6. 海区条件

海上作战受海区水文气象条件影响很大,例如,战舰受损、人员落水、海水温度是直接影响战斗减员的主要因素。由于影响气候条件的参数较多,随机变化也很大,概率分布不清楚。一般采用分级方式描述,见表 3.6。

表 3.6　海区条件取值表

条　件	良　好	一　般	不　良
标准	气温>25℃,水温>15℃,浪涌<2级,风力<3级。	气温20~25℃,水温10~15℃,风力3~4级,浪涌2~3级。	气温<10℃,水温<5℃,风力>5级,浪涌>5级。
取值	3	4	5

7. 总船天

总船天是指参与此次作战的舰艇在海上航行的时间总和,单位按天计算。参战舰艇越多,作战持续时间越长,总船天越大,其在一定程度上反映了作战的过程。在参战舰艇一定的情况下,总船天值越大,说明此次作战的过程越复杂。总船天的确定可以采用历史数据,通过战例分析得到,也可结合军事背景或演习想定,由指挥员根据经验获得合理的估计。

8. 武器平均命中概率

在反舰导弹用于海上作战之前,炸弹和鱼雷是对海攻击的主要武器,但其平均命中概率相对较低。现代海上作战,反舰导弹起到关键作用。例如,在水面舰艇编队的远程攻防对抗过程中,武器平均命中概率可以采用反舰导弹的平均命中概率,考虑舰艇编队作战时的一体化防空,反舰导弹的平均命中概率已经充分综合了导弹单发命中概率、舰艇防空反导性能、士气、指挥水平等因素,对它的估计可以取代对其他因素的估计,从而大大减少了估计对象,简化了模型。

二、海战伤减员预测模型的建立

1. 支持向量回归算法

支持向量机(support vector machine,SVM)用于预测的本质是把对一般样本的输入输出问题转换为一个非线性优化问题,利用非线性变换将原始变量映射到高维特征空间,在高维特征空间中构造线性分类函数,这既保证了模型具有良好的泛化能力,又解决了“维数灾难”问题。在解决高维小样本数据、数据的非线性以及解的局部极小点等多个问题中均展示出了很多独特的优势。

回归拟合分析时,其基本思想是寻找一个最优分类面使得所有训练样本离该最优分类面的误差最小。

设含有 l 个训练样本的训练集样本对为

$$\{(x_i, y_i), i=1, 2, \cdots, l\},$$

其中，$x_i(x_i \in R^d)$ 是第 i 个训练样本的输入列向量，即 $x_i=[x_i^1, x_i^2, \cdots, x_i^d]^{\mathrm{T}}$，$y_i \in R$ 为对应的输出值。

设在高维特征空间中建立的线性回归函数为

$$f(x)=w\Phi(x)+b$$

其中，$\Phi(x)$ 为非线性映射函数，w、b 为系数。

定义 ε 线性不敏感损失函数

$$L(f(x), y, \varepsilon)=\begin{cases} 0, & |y-f(x)| \leqslant \varepsilon \\ |y-f(x)|-\varepsilon, & |y-f(x)| > \varepsilon \end{cases} \tag{3.3}$$

其中，$f(x)$ 为回归系数返回的预测值；y 为对应的真实值。引入松弛变量 ξ_i，ξ_i^*，并将上述寻找 w，b 的问题用数学语言描述出来，即

$$\begin{cases} \min \dfrac{1}{2} \| w \|^2 + C \sum\limits_{i=1}^{l} (\xi_i + \xi_i^*) \\ \text{s.t.} \begin{cases} y_i - w\Phi(x_i) - b \leqslant \varepsilon + \xi_i & i=1, 2, \cdots, l \\ -y_i + w\Phi(x_i) + b \leqslant \varepsilon + \xi_i^* \\ \xi_i \geqslant 0, \ \xi_i^* \geqslant 0 \end{cases} \end{cases} \tag{3.4}$$

其中，C 为惩罚因子，C 越大表示对训练误差大于 ε 的样本惩罚越大；ε 规定了回归函数的误差要求，ε 越小表示回归函数的误差越小。

求解式(3.4)时，引入 Lagrange 函数，并转换为对偶形式：

$$\begin{cases} \max\limits_{\alpha, \alpha^*} \left[-\dfrac{1}{2} \sum\limits_{i=1}^{l} \sum\limits_{j=1}^{l} (\alpha_i - \alpha_i^*) K(x_i, x_j) - \sum\limits_{i=1}^{l} (\alpha_i + \alpha_i^*)\varepsilon + \sum\limits_{i=1}^{l} (\alpha_i - \alpha_i^*) y_i \right] \\ \text{s.t.} \begin{cases} \sum\limits_{i=1}^{l} (\alpha_i - \alpha_i^*) = 0 \\ 0 \leqslant \alpha_i \leqslant C \\ 0 \leqslant \alpha_i^* \leqslant C \end{cases} \end{cases}$$

其中，$K(x_i, x_j)=\Phi(x_i)\Phi(x_j)$ 为核函数。

设求解式得到的最优解为 $\alpha=[\alpha_1, \alpha_2, \cdots, \alpha_l]$，$\alpha^*=[\alpha_1^*, \alpha_2^*, \cdots, \alpha_l^*]$，则有

$$w^* = \sum_{i=1}^{l} (\alpha_i - \alpha_i^*) \Phi(x_i)$$

$$b^* = \frac{1}{N_{nsv}} \Big\{ \sum_{0 < \alpha_i < C} \Big[y_i - \sum_{x_i \in SV} (\alpha_i - \alpha_i^*) K(x_i, x_j) - \varepsilon \Big]$$
$$+ \sum_{0 < \alpha_i < C} \Big[y_i - \sum_{x_i \in SV} (\alpha_j - \alpha_j^*) K(x_i, x_j) - \varepsilon \Big] \Big\}$$

其中，N_{nsv} 为支持向量个数。

于是，回归函数为

$$f(x) = w^* \Phi(x) + b^* = \sum_{i=1}^{l} (\alpha_i - \alpha_i^*) \Phi(x_i) \Phi(x) + b^*$$
$$= \sum_{i=1}^{l} (\alpha_i - \alpha_i^*) K(x_i, x) + b^*$$

其中，只有部分参数 $\alpha_i - \alpha_i^*$ 不为零，其对应的样本 x_i 即为问题中的支持向量。

2. 支持向量机在海战伤减员预测中的应用

依据海战伤减员预测问题描述中的要求，实现支持向量机回归模型的建立及性能评价，分为以下几个步骤：

（1）确定样本及其输入输出量：将 8 个影响因素所对应的数据作为海战伤减员预测模型的一个样本输入量 X，待预测的海战伤减员率作为样本训练的输出 Y。

（2）对原始数据（指标值）进行规范化处理：由于各指标的量纲不一样，指标值的数量级也差别很大。为了用这些数据进行综合评价，首先对原始数据进行无量纲化处理，采用如下公式：

效益型指标：

$$r_i = \frac{x_i - \min\{x_i\}}{\max\{x_i\} - \min\{x_i\}} \quad i = 1, 2, \cdots, n \tag{3.5}$$

成本型指标：

$$r_i = \frac{\max\{x_i\} - x_i}{\max\{x_i\} - \min\{x_i\}} \quad i = 1, 2, \cdots, n \tag{3.6}$$

式中，r_i 为归一化的数据值，x_i 为实际值，n 为影响减员的因素的个数。

（3）创建/训练回归模型：核函数类型及模型参数对模型的性能影响较大，因此，需要选择较佳的核函数类型以及参数组合，这里采用默认的 RBF 核函数，利用交叉验证方法寻找最佳的参数 C（惩罚因子）和参数 g（RBF 核函数中的方差），然后利用最佳的参数训练模型。

（4）仿真测试及性能评价：通过对回归模型的仿真计算，可以计算出均方误差 E 和预测准确度系数 R^2：

$$E = \frac{1}{l} \sum_{i=1}^{l} (\hat{y} - y_i)^2$$

$$R^2 = \frac{\left(l \sum\limits_{i=1}^{l} \hat{y}_i y_i - \sum\limits_{i=1}^{l} \hat{y}_i \sum\limits_{i=1}^{l} y_i \right)^2}{\left[l \sum\limits_{i=1}^{l} \hat{y}_i^2 - \left(\sum\limits_{i=1}^{l} \hat{y}_i \right)^2 \right]\left[l \sum\limits_{i=1}^{l} y_i^2 - \left(\sum\limits_{i=1}^{l} y_i \right)^2 \right]}$$

其中，l 为测试集样本个数；$y_i(i=1, 2, \cdots, l)$ 为第 i 个样本的真实值；$\hat{y}_i(i=1, 2, \cdots, l)$ 为第 i 个样本的预测值。

利用均方误差 E 和预测准确度系数 R^2 可以对所建立的回归模型的性能进行评价，若性能没有达到要求，则可以通过修改模型参数、核函数类型等方法重新建立回归模型，直到满足要求为止。

（5）海战伤减员预测：运用收集到的战例相应的各影响因素指标的历史数据作为样本来建立 SVR 模型，构造一个多输入、单输出的支持向量回归机预测模型。也就是把影响海上作战减员的主要因素：作战样式、作战天数、参战舰艇数、作战强度、兵力对比、海区条件、总船天、武器平均命中概率共 8 个影响因素作为输入，把海战伤减员率作为输出。随机选取一定数量战例作为训练集样本，剩余战例作为测试集样本，对模型进行性能评价，参见步骤 4。当需要对某次海上作战进行减员预测时，可结合作战方案或演习想定，对训练好的模型输入本次作战数据，即可预测出本次作战战伤减员预测结果。

三、案例分析

由于海战战例数量较少，且有些战例发生的时间比较久远，而且当时的战争背景及发生条件与现代战争差异较大，还有些战役的相关减员数据根据现有条件无从查找，在进行对比分析的时候，可能存在一些差异。我们只有根据现有能收集到的、发生年代较近的 64 场海战资料数据进行分析（表 3.7），作战天数、参战舰艇数、总船天、武器平均命中概率由战例历史数据分析获得；作战样式、作战强度、兵力对比、海区条件结合战例背景由量化分析获得，具体参见本节第一部分内容。

表 3.7　二战以来的海战战例及减员影响因素

海　　战	作战样式	作战天数	参战舰艇	作战强度	兵力对比	海区条件	总船天	武器平均命中概率	海战伤减员率
第一次菲律宾战役	0.3	150	84	3	5	5	4 498	0.89	0.44
望加锡海战	0.3	2	5	2	5	4	8	12.5	2.15
巴东海峡海战	0.3	2	8	2	5	4	12	0	1.64
爪哇海海战	0.3	1	4	2	5	4	4	0	0
太平洋走廊-1942	0.3	5	64	2	5	4	64	6.25	0.62
珊瑚海海战	0.3	5	21	3	5	3	102	5.88	2.17
中途岛海战	0.3	4	64	3	5	3	160	1.25	1.81
瓜达尔卡纳尔岛登陆作战	0.3	3	74	3	2.5	4	220	6.36	6.63
瓜达尔卡纳尔岛保卫战	0.3	183	251	2	5	4	2 864	0.91	0.48
东所罗门群岛海战	0.3	3	20	3	5	3	57	3.51	2.04
伦内尔岛海战	0.3	2	26	3	5	3	52	3.85	2.25
所罗门群岛战役(日占)	0.3	133	168	2	5	4	1 114	0.72	0.27
所罗门群岛保卫战(盟军收复)	0.3	505	331	2	5	4	6 342	0.06	0.01
科曼多尔岛海战	0.3	1	6	2	5	4	6	50	10.2
阿图岛攻占战	0.25	23	68	3	0.5	5	1 047	0	0.01
新乔治亚岛海战	0.3	73	215	3	0.5	3	2 151	0.37	0.62
科隆班加拉岛海战	0.3	2	18	3	5	3	29	10.34	2.32
维拉湾海战	0.3	2	6	3	2.5	3	12	0	0.38
维拉拉维拉海战	0.25	60	92	3	0.5	3	232	3.02	0.75
俾斯麦群岛海战	0.3	972	715	3	5	4	3 471	0.37	0.29
太平洋走廊-1943	0.3	4	76	2	5	4	116	8.62	0.06
布干维尔岛海战	0.3	137	496	3	5	4	2 068	0.92	0.53
吉尔伯特群岛海战	0.3	26	229	3	0.5	3	3 541	0.37	0.24
马绍尔群岛海战	0.3	124	530	3	0.5	3	4 510	0.11	0.08
亚太走廊-1944	0.3	13	364	2	5	4	944	3.18	0.17
西新几内亚群岛海战	0.3	656	1 017	2	5	4	5 726	0.14	0.12
马里亚纳群岛海战	0.3	187	1 400	3	2.5	4	25 991	0.14	0.08
西加罗林岛海战	0.3	64	741	2	5	4	22 040	0.05	0.02

海　　战	作战样式	作战天数	参战舰艇	作战强度	兵力对比	海区条件	总船天	武器平均命中概率	海战伤减员率
莱特湾登陆战	0.25	51	1 004	3	0.5	4	15 493	0.42	0.39
苏里高海峡海战	0.3	3	106	2	5	4	283	0.71	0.03
美国第 3 舰队冲绳岛支援战	0.3	1	98	2	5	4	98	0	0.02
台湾岛进攻战	0.25	1	123	2	5	4	404	2.23	0.49
吕宋岛进攻战	0.25	15	621	3	5	4	1 677	0.42	0.26
米沙鄢群岛战役	0.25	3	52	2	5	4	53	0	0.02
奥尔莫克湾登陆战	0.25	7	117	2	5	4	250	2.8	7.97
民都洛岛登陆战	0.25	7	143	2	5	4	999	0.9	2.27
仁牙因湾海战	0.3	15	706	3	0.5	5	7 037	0.88	1.28
美国第 3 舰队吕宋进攻战	0.3	2	133	3	5	4	267	0.37	0.06
琉球群岛进攻战	0.3	1	132	2	5	4	133	0	0
硫磺岛轰炸战	0.3	30	770	2	5	4	11 141	0.47	0.26
美国第 5 舰队轰炸	0.3	30	361	2	5	4	571	0	0
硫磺岛空袭战	0.3	75	51	2	5	4	169	0.59	0.23
硫球岛登陆战	0.25	99	2 096	2	5	4	102 237	0.25	0.31
美国第 5/3 舰队空袭战	0.3	87	247	2	5	4	15 691	0.23	0.14
美国第 3 舰队对日进攻战	0.3	37	522	2	5	4	10 248	0.29	0.08
千岛群岛登陆战	0.25	16	136	2	5	4	169	0.59	0.02
苏门答腊岛登陆战	0.25	33	79	2	5	4	752	0.8	0.19
文莱湾登陆战	0.25	42	81	3	5	4	668	0.15	0.15
巴厘巴板登陆战	0.25	33	240	3	5	4	3 303	0.42	0.2
提尼安岛占领战	0.25	9	229	2	5	4	1 522	0.13	0.62
菲律宾保卫战	0.25	292	621	2	5	4	4 834	0.04	0.15
马尼拉湾海战	0.25	82	407	3	5	4	4 249	0.24	0.59
太平洋扫雷战	0.25	253	113	2	5	4	5 897	0.34	0.02
阿尔及利亚-摩洛哥占领战	0.25	4	103	3	0.5	4	387	3.62	0.83
卡萨布兰卡作战	0.25	1	15	3	0.5	4	15	13.33	3.3

续　表

海　　战	作战样式	作战天数	参战舰艇	作战强度	兵力对比	海区条件	总船天	武器平均命中概率	海战伤减员率
突尼斯登陆战	0.25	244	117	3	0.5	4	13 574	0.03	0.06
西西里登陆战	0.25	28	540	3	5	3	4 758	0.61	0.08
萨勒诺登陆战	0.25	13	292	3	5	3	3 771	0.4	0.77
安齐奥登陆战	0.25	39	348	3	0.5	5	4 748	0.27	0.8
安齐奥轰炸战	0.3	24	30	2	5	4	303	0	0.01
厄尔巴岛海战	0.25	1	42	2	5	4	42	0	6.45
诺曼底登陆	0.25	20	751	3	2.5	3	15 125	0.26	1.11
法国海岸登陆	0.25	42	581	1	0.5	4	20 950	0.05	0.11
英阿马岛海战	0.25	72	59	3	5	4	1 723	1.34	0.32

　　采用支持向量机在海战伤减员预测中的应用步骤,首先对表 3.7 中 8 个影响因素所对应的数据进行归一化处理,作为海战伤减员预测模型的样本输入量 X,待预测的海战伤减员率作为样本训练的输出 Y。随机选取 64 个战例中的 55 个作为训练集样本,剩余 9 个战例作为测试集样本,对模型进行性能评价。为了对比 SVR 回归模型的性能,将之与 BP(back propagation)神经网络对比。采用相同的训练集和测试集,采用 MATLAB 编程并仿真 1 000 次,取最优计算结果分别见图 3.2、图 3.3。

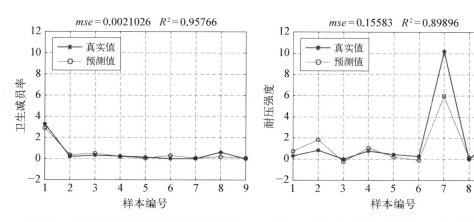

图 3.2　支持向量机预测值与实际值比较　　图 3.3　BP 神经网络预测值与实际值比较

　　通过对比,从实际值与预测值的曲线图以及均方误差(mse)、预测准确度(R^2)这 2 个指标值来看,SVR 预测模型的均方误差为 0.002 1,而 BP 神经网络预测模型的均方误差为 0.155 8,SVR 预测的平均误差大大降低。SVR 预测模型的预测准

确度值为 0.957 7,而 BP 神经网络预测模型的预测准确度值为 0.899,所建立的
SVR 预测模型性能明显优于 BP 神经网络,且具有很高的精确度。

表 3.8　支持向量机与 BP 神经网络预测结果比较

海战伤减员率	支持向量回归机			海战伤减员率	BP 神经网络		
真实值（%）	预测值（%）	mse	R^2	真实值（%）	预测值（%）	mse	R^2
3.3	2.917 8			0.29	0.736 7		
0.200	0.360 7			0.83	1.828 2		
0.32	0.510 3			0	0.247 0		
0.24	0.211 5			0.77	1.050 2		
0.15	0.049 7	0.002 1	0.957 7	0.44	0.205 5	0.155 8	0.899
0.01	0.302 7			0.27	0.085 2		
0.01	0.062 5			10.2	5.989 3		
0.62	0.194 8			0	0.162 1		
0	0.062 7			2.25	0.518 4		

　　当需要对某次海上作战或演习进行海战伤减员预测时,可结合作战方案或演
习想定,对以上训练好的模型输入本次作战相关数据,即可预测出本次海战伤减
员率。

　　SVR 是一种人工智能方法,相比于 BP 神经网络预测的学习训练过程需要大
量的样本数据支持,SVR 只需少量数据样本即可完成对模型的训练,这正好填补
了海战数据不足的缺陷。随着战例的补充,采用 SVR 进行海战伤减员预测的结果
会越来越精确,这也正是人工智能的优势所在,它可为海战伤减员预测提供一种新
的思路和方法。本节重点在于说明基于支持向量机的减员预测新方法应用,加上
其他更多因素依然可以采用该算法进行预测计算,通过不同参数调整也可以实施
预测。由于减员预计是一个世界性难题,今后还需要我们继续深入开展更多的研
究和探讨。

第四章　排队论与海上医疗后送分析

排队论起源于 1909 年丹麦电话工程师爱尔朗(A. K. Erlang)的工作,他对电话通话拥挤问题进行了研究。目前,排队论已广泛应用于解决军事、运输、生产、服务、库存、医疗卫生等领域的排队系统的问题,显示了其强大的生命力。

第一节　基　本　概　念

一、基本知识

1. 排队过程的一般表示

图 4.1 是排队论的一般模型。

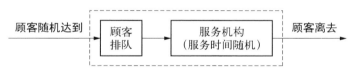

图 4.1　排队论的一般模型

图中虚线框内为排队系统。各个顾客从顾客源出发,随机地来到服务机构,按一定的排队规则等待服务,直到按一定的服务规则接受完服务后离开排队系统。对于一个服务系统来说,如果服务机构过小,不能满足众多顾客的需要,那么就会产生拥挤现象而导致服务质量降低。但是,如果服务机构过大,人力和物力方面的开支也就相应增加,从而会造成浪费。因此研究排队模型的目的就是要在顾客需求和服务机构的规模之间进行权衡决策,以使其达到合理的平衡。

2. 排队系统的组成和特征

一般的排队过程都由输入过程、排队规则、服务过程三部分组成。

(1) 输入过程:输入过程是指顾客到达时间的规律性,可能有下列不同情况:

① 顾客的组成可能是有限的,也可能是无限的;

② 顾客到达的方式可能是一个一个的,也可能是成批的;

③ 顾客到达可以是相互独立的,即以前的到达情况对以后的到达没有影响,否则是相关的;

④ 输入过程可以是平稳的,即相继到达的间隔时间分布及其数学期望、方差等数字特征都与时间无关,否则是非平稳的。

（2）排队规则:排队规则指到达排队系统的顾客按怎样的规则排队等待,可分为损失制、等待制和混合制三种。

① 损失制（消失制）。当顾客到达时,所有的服务台均被占用,顾客随即离去。

② 等待制。当顾客到达时,所有的服务台均被占用,顾客就排队等待,直到接受完服务才离去。例如,出故障的机器排队等待维修就属于这种情况。

③ 混合制。介于损失制和等待制之间的是混合制,即既有等待又有损失。混合制有队列长度有限和排队等待时间有限两种情况,在限度以内就排队等待,超过一定限度就离去。

排队方式还分为单列、多列和循环队列。

（3）服务过程:服务过程包括服务机构和服务规则。

① 服务机构。主要有以下几种类型:单服务台、多服务台并联（每个服务台同时为不同顾客服务）、多服务台串联（多服务台依次为同一顾客服务）、混合型。

② 服务规则。按为顾客服务的次序采用以下几种规则:

● 先到先服务,这是通常的情形。

● 后到先服务,如情报系统中,最后到的情报信息往往最有价值,因而常被优先处理。

● 随机服务,服务台从等待的顾客中随机选取其一进行服务,而不管到达的先后。

● 优先服务,如医疗系统对病情严重的病人给予优先治疗。

3. 排队模型的符号表示

排队模型用六个符号表示,在符号之间用斜线隔开,即 $X/Y/Z/A/B/C$。第一个符号 X 表示顾客到达流或顾客到达间隔时间的分布;第二个符号 Y 表示服务时间的分布;第三个符号 Z 表示服务台数目;第四个符号 A 是系统容量限制;第五个符号 B 是顾客源数目;第六个符号 C 是服务规则,如先到先服务 FCFS,后到先服务 LCFS 等。

表示顾客到达间隔时间和服务时间的分布的约定符号为:

M—指数分布（M 是 Markov 的头字母,因为指数分布具有无记忆性,即 Markov 性）;

D—确定型（deterministic）;

E_k—k 阶爱尔朗(Erlang)分布；

G——般(general)服务时间的分布；

GI——般相互独立(general independent)的时间间隔的分布。

例如，$M/M/1$ 表示相继到达间隔时间为指数分布、服务时间为指数分布、单服务台、等待制系统。$D/M/c$ 表示确定的到达时间、服务时间为指数分布、c 个平行服务台(但顾客是一队)的模型。

4．排队系统的运行指标

为了研究排队系统运行的效率，估计其服务质量，确定系统的最优参数，评价系统的结构是否合理并研究其改进措施，必须确定用以判断系统运行优劣的基本数量指标，这些数量指标通常是：

(1)平均队长：指系统内顾客数(包括正被服务的顾客与排队等待服务的顾客)的数学期望，记作 L_s。

(2)平均排队长：指系统内等待服务的顾客数的数学期望，记作 L_q。

(3)平均逗留时间：顾客在系统内逗留时间(包括排队等待的时间和接受服务的时间)的数学期望，记作 W_s。

(4)平均等待时间：指一个顾客在排队系统中排队等待时间的数学期望，记作 W_q。

(5)平均忙期：指服务机构连续繁忙时间(即从顾客到达空闲服务机构起，到服务机构再次空闲为止的时间长度)长度的数学期望，记为 T_b。

计算这些指标的基础是表达系统状态的概率。所谓系统的状态即指系统中顾客数，如果系统中有 n 个顾客就说系统的状态是 n，它的可能值是：

① 队长没有限制时，$n=0,1,2,\cdots$；

② 队长有限制，最大数为 N 时，$n=0,1,\cdots,N$；

③ 损失制，服务台个数是 c 时，$n=0,1,\cdots,c$。

这些状态的概率一般是随时刻 t 而变化，所以在时刻为 t、系统状态为 n 的概率用 $P_n(t)$ 表示。稳态时系统状态为 n 的概率用 P_n 表示。

二、输入过程与服务时间的分布

排队系统中的事件流包括顾客到达流和服务时间流。由于顾客到达的间隔时间和服务时间不可能是负值，因此，它的分布是非负随机变量的分布。最常用的分布有正态分布、指数分布、爱尔朗分布、泊松分布和二项分布等，这里不做具体介绍，更详细的内容可参考相关的概率论书籍。

第二节　排队论模型

标准的 $M/M/1$ 模型是指满足下列条件的排队系统：

（1）输入过程——顾客源是无限的，顾客单个到来，相互独立，一定时间的到达数服从泊松分布，到达过程已是平稳的。

（2）排队规则——单队，且对队长没有限制，先到先服务。

（3）服务机构——单服务台，各顾客的服务时间是相互独立的，服从相同的指数分布。

此外，还假定到达时间间隔和服务时间是相互独立的。

在分析标准的 $M/M/1$ 模型时，首先要求出系统在任意时刻 t 的状态为 n（即系统中有 n 个顾客）的概率 $P_n(t)$，它决定了系统运行的特征。

因已知到达规律服从参数为 λ 的泊松过程，服务时间服从参数为 μ 的指数分布，所以在时间区间 $[t, t+\Delta t]$ 内有：

（1）有一个顾客到达的概率为 $\lambda\Delta t+o(\Delta t)$；没有顾客到达的概率就是 $1-\lambda\Delta t+o(\Delta t)$。

（2）当有顾客在接受服务时，1 个顾客服务结束（离去）的概率是 $\mu\Delta t+o(\Delta t)$，没有离去的概率就是 $1-\mu\Delta t+o(\Delta t)$。

（3）多于一个顾客到达或离去的概率是 $o(\Delta t)$，是可以忽略的。

设 $\rho=\dfrac{\lambda}{\mu}<1$（否则队列将排至无限远），我们可以推出系统在稳态时

$$P_0=1-\rho$$
$$P_n=(1-\rho)\rho^n, \ n\geqslant 1$$

以上式为基础可以算出系统的运行指标：

（1）在系统中的平均顾客数（队长期望值）为

$$L_s=\frac{\lambda}{\mu-\lambda}$$

（2）在队列中等待的平均顾客数（排队长期望值）为

$$L_q=\frac{\rho\lambda}{\mu-\lambda}$$

（3）在系统中顾客逗留时间的期望值为

$$W_s = \frac{1}{\mu - \lambda}$$

（4）在队列中顾客等待时间的期望值为

$$W_q = \frac{\rho}{\mu - \lambda}$$

第三节　远海作战医疗后送方案评估

在现代信息化、智能化作战条件下，海上作战进程不断加快，且战场态势瞬息万变，加上远海战场环境复杂，一旦前线产生批量伤病员，医疗后送任务的合理分配和科学决策是做好卫勤保障工作的关键。采用科学的方法对远海作战医疗后送方案进行优化评估，对提高伤病员的救治效率具有重要的意义。

一、远海作战医疗后送评估指标体系构建及量化

远海作战医疗后送评估指标包括后送路途时间、换乘时间、批量伤员检伤分类时间、伤病员平均逗留时间、伤病员平均等待后送时间。其中，后送路途时间分为伤病员由舰救护所后送至编队救护所的平均时间、伤病员由编队救护所后送至医院船的平均时间、伤病员由舰救护所直接后送至医院船的平均时间；伤病员的平均逗留时间分为伤病员在编队救护所平均逗留时间和伤病员在医院船的平均逗留时间；伤病员平均等待后送时间分为伤病员在编队救护所平均等待后送时间和伤病员在医院船的平均等待后送时间。

通过对远海作战医疗后送过程的研究，建立与之相适应的指标子系统，可共同形成一个完整的远海作战医疗后送方案。

考虑医院船、编队救护所所具备的医疗救治功能以及医疗资源配置的差别，在分析后送海区环境的不同、换乘方式选择不同等对远海作战医疗后送带来不同影响的基础上，又可将后送路途时间、换乘时间、批量伤员检伤分类时间、伤病员平均逗留时间、伤病员平均等待后送时间等主要指标因素细化为以下具体指标：

1. 医院船设置

（1）医院船的医疗资源配置

1）分类后送组

① 展开工作小组数量；

② 每名伤员检伤分类时间；

③ 批量伤员检伤分类时间。

2）手术组

① 展开手术台数量；

② 手术效率（人/小时）。

3）重症监护组（休克）

① 展开工作小组数量；

② 救治效率（人/小时）。

4）烧伤救治组（烧伤）

① 展开工作小组数量；

② 救治效率（人/小时）。

5）重伤救治组

① 展开工作小组数量；

② 救治伤类：

（i）各部位开放伤　　　　救治效率（人/小时）；

（ii）海水淹溺　　　　　　救治效率（人/小时）；

（iii）海水浸泡低体温　　　救治效率（人/小时）。

6）收容处置组（轻伤员）

① 展开工作小组数量；

② 救治效率（人/小时）。

（2）医院船展开的救治资源数量计算（C）

计算方法：手术组（展开数量）＋重症监护组（展开数量）＋烧伤救治组（展开数量）＋重伤救治组（展开数量）＋收容处置组（展开数量）。

（3）医院船每名伤病员平均救治时间计算 μ_2（人/小时）

计算方法：（手术组展开数量×手术效率＋重症监护组展开数量×救治效率＋烧伤救治组展开数量×救治效率＋重伤救治组展开数量×（各部位开放伤救治效率＋海水淹溺救治效率＋海水浸泡低体温救治效率）÷3＋收容处置组展开数量×救治效率）÷医院船展开的救治资源数量。

2. 编队救护所设置

（1）编队救护所的医疗资源配置

1）分类及术前准备组

① 展开工作小组数量；

② 每名伤员检伤分类时间；

③ 批量伤员检伤分类时间。

2）手术组

① 展开手术台数量；

② 手术效率。

3）医护组

① 展开工作小组数量；

② 各类伤病救治效率：

（i）烧伤　　　　　　　救治效率（人/小时）；

（ii）休克　　　　　　　救治效率（人/小时）；

（iii）各部位开放伤　　　救治效率（人/小时）；

（iv）海水淹溺　　　　　救治效率（人/小时）；

（v）海水浸泡低体温　　救治效率（人/小时）；

（vi）轻伤员　　　　　　救治效率（人/小时）。

（2）编队救护所展开的救治资源数量计算（C）

计算方法：手术组（展开数量）＋医护组（展开数量）。

（3）编队救护所每名伤病员平均救治时间计算 μ_2（人/小时）

计算方法：（手术组展开数量×手术效率＋医护组展开数量×（烧伤救治效率＋休克救治效率＋各部位开放伤救治效率＋海水淹溺救治效率＋海水浸泡低体温救治效率＋轻伤员救治效率）÷6）÷编队救护所展开的救治资源数量。

3. 后送海区环境设置

（1）气象条件设置（可选择：风力 1 级、风力 2 级、风力 3 级、风力 4 级、风力 5 级、风力 6 级、风力 7 级）。

（2）海况条件设置（可选择：海况 1 级、海况 2 级、海况 3 级、海况 4 级、海况 5 级、海况 6 级）。

4. 换乘设置

（1）换乘方式的选择

1）直升机换乘；

2）接舷换乘；

3）吊杆换乘；

4）小艇换乘；

5）高架索换乘。

（2）换乘时间计算

1）直升机换乘时间计算；

2）接舰换乘时间计算；

3）吊杆换乘时间计算；

4）小艇换乘时间计算；

5）高架索换乘时间计算。

二、远海作战医疗后送评估模型及算法

进行后送路途时间、换乘时间、批量伤员检伤分类时间、伤病员平均逗留时间、伤病员平均等待后送时间等远海作战医疗后送评估指标的计算，必须结合远海作战的实际，考虑海况、气象条件、后送方式等客观环境及条件的影响，并采用科学的方法进行优化计算，力争使计算结果更接近实际。

（1）后送路途时间计算

后送路途时间：
$$T = \frac{L}{V} \tag{4.1}$$

其中，T 为后送路途时间；L 为后送路程，V 为后送工具平均航行速度；需要注意的是，实施海上医疗后送需要考虑气象、海况条件对后送工具平均航行速度的影响。

（2）伤病员平均逗留时间计算

考虑采用多服务台排队模型（$M/M/C/N/\infty$ 模型）。

1）模型条件

① 伤病员到达间隔时间和服务时间均服从负指数分布；

② 服务台数量为 C，即医院船或编队救护所展开的医疗分组数量；

③ 容量为 N（$N \geqslant C$），即编队救护所或医院船收容能力（床位数），系统中伤病员数达到 N 时，后来的伤病员被拒绝进入系统；服务规则为混合制（$N = C$ 时，为损失制；当 $N > C$ 时为混合制）。

2）系统的状态概率和主要运行指标

λ：伤病员平均每小时到达数量（人/小时）；

μ：每名伤病员的平均救治时间（小时）。

① 系统的状态

系统的空闲概率 P_0，以及利用率 ρ 分别为

$$P_0 = \left[\sum_{k=0}^{C} \frac{1}{k!} \left(\frac{\lambda}{\mu} \right)^k + \frac{C^C}{C!} \cdot \frac{\rho(\rho^C - \rho^N)}{1 - \rho} \right]^{-1}, \ \rho = \frac{\lambda}{C\mu};$$

系统内有 n 名伤病员的概率 P_n：

$$P_n = \begin{cases} \dfrac{1}{n!}\left(\dfrac{\lambda}{\mu}\right)^n P_0, & 0 \leqslant n \leqslant C \\[3mm] \dfrac{C^C}{C!}\rho^n P_0, & C < n \leqslant N \end{cases};$$

备注：n 和 N 不同，N 为容量，即编队救护所或医院船收容能力（床位数），n 是一个变量。

② 系统主要运行指标

伤病员排队等待队长：

$$L_q = \frac{(C\rho)^C \rho}{C! \ (1-\rho)^2} P_0 \left[1 - \rho^{N-C} - (N-C)(1-\rho)\rho^{N-C}\right];$$

伤病员排队队长：

$$L = L_q + \frac{\lambda}{\mu}(1 - P_N);$$

伤病员平均排队等待时间：

$$W_q = \frac{L_q}{\lambda_e}, \ \text{其中} \ \lambda_e = \lambda(1 - P_N);$$

伤病员平均逗留时间（包括平均等待时间和平均救治时间）：

$$W = \frac{L}{\lambda_e} = W_q + \frac{1}{\mu}$$

（3）换乘时间计算

换乘方式中，风力与海况对直升机换乘时间都有影响；接舷换乘、吊杆换乘、小艇换乘和高架索换乘的时间主要受海况的影响，具体计算可参考相关文献资料，此处略。

（4）批量伤员检伤分类时间计算

$$J = \frac{D \cdot J_0}{Z} \tag{4.2}$$

其中，J 表示批量伤员检伤分类时间；D 表示到达的伤员数量；到达伤员数量主要根据减员预计模块获得。后送过程中应该重点以伤势为考虑因素，轻伤在战斗过程中不予后送，坚持战位救护后继续作战或者留本舰战位待援；中度伤应考虑全部后送；重度伤原则上也应考虑全部后送，区别在于重度伤伤员中"颅脑损伤、颈椎、腰椎损伤伤员"应考虑不予后送。通常根据伤员的战斗能力、所需治疗时间、转归等将伤情分为轻伤、中度伤、重度伤(有些加入了危重伤)三类;后送伤员数量计算(中度伤伤员数量＋重度伤伤员数量－颅脑损伤、颈椎、腰椎损伤等伤员数量)。

J_0 为每名伤员检伤分类时间;Z 为展开工作小组数量(注:每个工作小组包括1名军医和1名护士),将各参数手动输入计算机。

(5)伤病员平均等待后送时间

伤病员的平均等待后送时间分为伤病员在编队救护所的平均等待后送时间、伤病员在医院船的平均等待后送时间,由于其与每型舰艇换乘工具的准备时间有关,可根据历次演习演训经验,将经验值手动输入计算机。

三、远海作战医疗后送方案评估及应用

为提高战时海上医疗后送的效率,针对实际战场中经常面临的医疗后送任务分配问题,以整体后送时间最少作为优化目标,构建远海作战医疗后送方案评估模型,给出了具体的计算过程,可为远海作战医疗后送问题的解决提供理论依据和方法参考。具体评估计算过程如下:

1. 逐级后送

$$T_2 + H_2 + J_2 + W_2 + D_2 \qquad T_3 + H_3 + J_3 + W_3 + D_3$$

舰救护所 $\longrightarrow$ 编队救护所 $\longrightarrow$ 医院船

(1)伤病员由舰救护所后送至编队救护所

① 编队救护所平均每小时到达伤病员数量为 λ_2(人/小时);

② 编队救护所收容能力为 N(床位数:张);

③ 伤病员由舰救护所后送至编队救护所的平均时间为 T_2;

④ 换乘时间为 H_2;

⑤ 批量伤员检伤分类时间为 J_2;

⑥ 伤病员在编队救护所平均逗留时间为 W_2;

⑦ 伤病员在编队救护所平均等待后送时间为 D_2。

(2)伤病员由编队救护所后送至医院船

① 医院船平均每小时到达伤病员数量为 λ_3(人/小时);

② 医院船收容能力为 N(床位数:张);

③ 伤病员由编队救护所后送至医院船的平均时间为 T_3(具体计算见第二部分:后送路途时间计算);

④ 换乘时间为 H_3(采用第二部分换乘时间计算结果);

⑤ 批量伤员检伤分类时间为 J_3（采用第二部分医院船批量伤员检伤分类时间计算结果）；

⑥ 伤病员在医院船平均逗留时间为 W_3（具体计算见第二部分：多服务台排队模型中伤病员平均逗留时间）；

⑦ 伤病员在医院船平均等待后送时间为 D_3。

（3）逐级后送总时间计算

$$T_z = (T_2 + H_2 + J_2 + W_2 + D_2) + (T_3 + H_3 + J_3 + W_3 + D_3) \quad (4.3)$$

2. 越级后送

$$T_1 + H_1 + J_1 + W_1 + D_1$$

舰救护所　　　　编队救护所　　　　医院船

（1）医院船平均每小时到达伤病员数量为 λ_1（人/小时）；

（2）医院船收容能力为 N（床位数：张）；

（3）伤病员由舰救护所后送至医院船的平均时间为 T_1（具体计算见第二部分：后送路途时间计算）；

（4）换乘时间为 H_1（采用第二部分换乘时间计算结果）；

（5）批量伤员检伤分类时间为 J_1（采用第二部分医院船批量伤员检伤分类时间计算结果）；

（6）伤病员在医院船平均逗留时间为 W_1（具体计算见第二部分：多服务台排队模型中伤病员平均逗留时间）；

（7）伤病员在医院船平均等待后送时间为 D_1。

（8）越级后送总时间计算：

$$T_y = T_1 + H_1 + J_1 + W_1 + D_1 \quad (4.4)$$

3. 评估结果分析

通过对比 T_z 与 T_y 的大小确定优化方案。若 $T_z > T_y$，说明在执行本次医疗后送任务过程中，越级后送方案所用时间较短，建议采用越级后送方案；若 $T_z < T_y$，说明在执行本次医疗后送任务过程中，逐级后送方案所用时间较短，建议采用逐级后送方案。

具体计算与验证，可结合想定任务，采用本文所设计开发的海上作战医疗后送模拟系统进行模型测算。

第四节　排队论在海上医疗装备后送能力评估中的应用

伤病员后送是医疗后送工作的组成部分,是实行分级救治的重要手段。特别是在海上,一旦产生伤员,由于环境严酷且海上生存的时间有限,对伤员生存威胁很大,只有安全迅速地把伤病员转送到各级救治机构,才能保证他们得到及时良好的救治。在战时卫勤保障中,医疗后送是中心环节,而在这一环节中医疗后送能力是影响后送工作效率的关键,因此,必须认真组织和做好这项工作。本节将排队论应用于海上医疗装备后送能力的评估,给出了评估的具体计算过程并将通过实例进行验证。

一、海上医疗装备后送能力评估

在海战场上伤员的产生过程是一个随机的过程,为了研究伤员后送工作必须弄清楚伤员产生的规律。根据经验可知伤员产生过程满足以下两个特点:

(1)虽然伤员被运送离开火线可能会对部队部署密度有所影响,但可以认为这种影响是微不足道的因而可以不予考虑。故产生两个伤员的时间间隔可以看作是一个无后效性的过程,即在不相重叠的时间段内伤员产生的数量是相互独立的;

(2)设 t_0 时刻为战斗打响时间,t 为战斗中的时刻,则在任意时间段 $[t+\Delta t)$ 内产生一个伤员的概率是与 t 无关的,即在任一时刻起的固定时间段内产生一个伤员的概率是与时刻无关的。以上两个特点正是泊松分布的特点,因此,可以用泊松流来描述伤员产生规律。另外,由于泊松流同时满足负指数分布,因此,也可以用负指数分布来描述。

分析可知,海战医疗后送是标准的 $M/M/1$ 模型,满足下列条件:

(1)输入过程:伤员源是无限的,伤员单个到来,相互独立,一定时间段内的到达数服从泊松分布,到达过程已是平稳的;

(2)排队规则:单队,且对队长没有限制,先到先服务;

(3)服务机构:单服务台,各伤员的服务时间是相互独立的,服从相同的指数分布。

此外,还假定到达时间间隔和服务时间是相互独立的。

在分析标准的 $M/M/1$ 模型时,首先要求系统在任意时刻 t 的状态为 n(即系统中有 n 个伤员)的概率 $P_n(t)$,它决定了系统运行的特征。

因已知到达规律服从参数为 λ 的泊松过程，服务时间服从参数为 μ 的指数分布，所以在时间区间 $[t, t+\Delta t)$ 内有：

（1）有一个伤员到达的概率为 $\lambda\Delta t + o(\Delta t)$；没有伤员到达的概率就是 $1 - \lambda\Delta t + o(\Delta t)$。

（2）当有伤员在接受服务时，1 个伤员被服务结束（离去）的概率是 $\mu\Delta t + o(\Delta t)$，没有离去的概率就是 $1 - \mu\Delta t + o(\Delta t)$。

（3）多于一个伤员的到达或离去的概率是 $o(\Delta t)$，是可以忽略的。

设 $\rho = \dfrac{\lambda}{\mu} < 1$（否则队列将排至无限远），我们可以推出系统在稳态时：

$$P_0 = 1 - \rho$$
$$P_n = (1-\rho)\rho^n, \ n \geqslant 1;$$

以上式为基础可以算出系统的运行指标：

（1）在系统中的平均伤员数（队长期望值）：

$$L_s = \frac{\lambda}{\mu - \lambda}$$

（2）在队列中等待的平均伤员数（排队长期望值）：

$$L_q = \frac{\rho\lambda}{\mu - \lambda}$$

（3）在系统中伤员逗留时间的期望值：

$$W_s = \frac{1}{\mu - \lambda}$$

（4）在队列中伤员等待时间的期望值：

$$W_q = \frac{\rho}{\mu - \lambda}$$

二、案例分析

某部队装备有两型救护艇，已知 A 型艇的日常维护难度是 B 型艇的 2 倍，但 A 型艇的性能——平均服务率是 B 型艇的 2 倍，试评估 1 艘 A 型艇和 2 艘 B 型艇的后送能力？

为了通过模拟回答这类问题，作如下具体假设：伤员平均每分钟到达 1 位，A

型艇的平均服务时间为 0.9 分钟，B 型艇为 1.8 分钟，伤员到达时间间隔和服务时间都服从指数分布，2 艘 B 型艇采用 $M/M/2$ 模型（排一队），用前 100 名伤员（设第 1 位伤员到达时救护艇为空）的平均等待时间为指标，对 A 型艇和 B 型艇分别作 1 000 次模拟，然后进行比较。通过仿真计算得出：A 型艇和 B 型艇前 100 名伤员的平均等待时间分别为 $\mu_1(100)=4.13$，$\mu_2(100)=3.70$，即 B 型艇较优。因此，2 艘 B 型艇的后送能力优于 1 艘 A 型艇。

　　本节基于排队理论的分析，有效地解决了海上医疗装备后送能力评估中无法定量分析的问题，进一步丰富了海战医疗后送理论，可为海上医疗装备后送能力的评估、决策及海上医疗装备的改进提供理论支持。将模型应用于实践时还需根据实际情况，酌情加以调节，这样才能更好地使评估结论具有准确性和科学性。

第五章 搜索论与海上搜救分析

海上搜救是一个世界性难题,特别是海上作战过程中对落水人员的搜救工作难度更大。海上环境恶劣且海域广阔,伤员分布广泛,当人员落水后,若长时间得不到救治,受低温、海洋有害生物侵袭、淡水和食物缺乏等因素影响,极易导致死亡,因此,加强战时海上落水人员搜救工作的相关研究具有十分重要的现实意义。

第一节 搜索论基础

一、搜索的概念

搜索是指为了发现所要寻找的物体而考查物体可能所在区域的过程。发现目标主要依靠观察器材,如雷达及光学、水声原理器材等实现,进而获得关于目标存在(位置)的信息。

参与搜索过程的对象有两方:一方是主动进行搜索的观察者;另一方是被搜索的目标,如飞行器、地面目标、舰船、落水人员等,被搜索的目标一般有两个特点:

(1)目标的特征随着搜索区域环境条件的变化而不同;

(2)目标的位置信息从搜索开始到搜索结束通常是不定的。

二、搜索目标的规律

根据搜索条件及搜索结果之间关系的不同情况,搜索规律分为以下三种模型:

1. 正规型搜索

搜索的结局是由搜索条件唯一确定的。例如,当搜索中测定的目标位置和运动要素是没有误差的,则搜索结局便是唯一确定的。

2. 随机型搜索

根据给定的搜索条件其搜索结果不是唯一的。例如,搜索中测定的目标、位置和运动要素有误差时,则搜索结果的随机性较大。

3. 对抗型搜索

被搜索的目标在搜索过程中会采取规避动作以避免被发现行动的搜索。在许多军事活动中,目标总是力求不被发现,因而采取各种隐蔽的对抗措施,从而形成对抗型搜索,如航空反潜作战。

三、搜索的数学模型

搜索的各种规律均是较复杂的,研究搜索过程就是要揭示形成这些规律的数量关系,即反映搜索条件与结果之间的定量关系,从而掌握搜索的客观规律。这里我们通常用搜索的数学模型来表示这种定量关系,而这些模型可分为如下两大类。

1. 描述式模型

它是不含可控制变量(即决策变量)的模型。在这种模型中,观察者不能选取搜索的决策,被搜索的目标也不能选取逃避的决策。如由马尔可夫过程主要描述的搜索是一类典型的描述式模型。雷达对海面航行舰只所作的搜索可用描述式模型表示。

2. 标准式模型

它是既含有可控制变量(决策变量),又含有不可控变量的模型。在这种模型中,至少有一方(观察者或目标)能够选取决策。这类模型可进一步分为下面三种形式。

(1)确定性标准式模型:模型中的各种参数与变量是在没有或很少随机干扰的条件下测定或估计的确定值。这类模型应用中的重点是如何通过获得精确数据以寻求最优搜索方式的决策,是通过在模型中寻找最优值的方法来实现决策的。这类模型一般通过数学规划形式建立。

(2)随机性标准式模型:所描述的搜索过程的初始状态与结局服从一定随机规律的模型。建立这类模型,应有足够多的数据来判断搜索的随机规律或能够在分析的基础上预测它们的理论分布,在建模过程中常常使用统计试验法(蒙特卡罗法)。

上述两类标准式模型合称为规划模型。

(3)不确定性标准式模型:描述对抗型搜索的模型。被搜索的目标和观察者都力图选择对自己有利的行动策略,但是在搜索过程中双方所获得的信息都是不确定的。这种模型通常用对策论中的方法建立,故又称为对策模型。

第二节　海上搜救力量配置

海上落水人员包括由于战损、碰撞、故障、触礁、火灾、倾覆、进水、失控等各种原因导致的处于海面险境的舰船落水人员、战斗机落水飞行员等人员，对落水人员搜救的关键是争取时间。这其中，搜救力量能否科学配置并迅速准确到达搜救海域是搜救工作成败的关键，本节针对海上搜救力量配置问题进行研究，在定性分析的基础上建立海上搜救力量配置解析模型，为海上搜救力量的配置提供理论参考，有助于提高海上搜救效率。

一、搜救作业区的优化配置

高效率是海上搜救工作所要达到的基本目标之一。为了以最快速度搜索到落水人员，海上搜救力量配置的前提是要合理划分出搜救作业区。

1. 搜救作业区的选择

在搜救过程中，为了将搜救区域限制在尽可能小的范围内，需要确定基本搜救区。基本搜救区就是根据已知落水人员信息或已发现落水人员的位置结合海区海流流向和风向初步确定的搜救区。理论上，基本搜救区的形状可以有很多种，但在实际应用中，为便于搜救行动的展开，一般情况下多将搜救区确定为矩形。确定基本搜救区的原则是：搜救区既包含所有搜救目标又满足面积最小。

按照这一原则，基本搜救区是包含某一组中所有搜救目标且面积最小的外接矩形。为满足这一要求，就要针对已发现的搜救目标计算多个矩形面积。一般而言，由于这里所确定的搜救区仅仅是概略的，因此只要大致方向差不多就可以满足要求，例如选取 0°、60°、90°三个方向的外接矩形进行计算和比较，从中选出面积最小的。但现代搜救舰船多携带有直升机，对直升机搜救而言，风向对直升机飞行稳定性、航迹保持和悬停点间的过渡影响很大。因此，在对基本搜救区进行选择时，一般按照风向选择外接矩形。

2. 搜救作业区的合理划分

当搜救海域面积较大时，为便于搜救行动开展，可将搜救作业区划分为若干地段，然后对每个地段编号并划定作业区，由搜救力量按编号逐段搜索。划分搜救地段时按下列要求进行：

（1）尽量将某一类搜救目标划分到同一个作业区内；

（2）保持搜救带为直向配置；

（3）便于转向机动。

3. 搜救方向的确定

搜救方向是指舰船或直升机在划分好的搜救作业区内实施搜索时的起始方向。确定搜救方向时，应根据下列情况综合分析比较，抓住主要矛盾：

（1）尽量与搜救作业区边长方向一致；

（2）尽量与风向平行，以便直升机搜索发现目标时迎风悬停；

（3）便于舰船和直升机转向机动；

（4）尽量减少转向次数。

4. 搜救起点和顺序的确定

搜救起点是指舰船或直升机在划分好的搜救作业区内实施搜索时的起始位置。要确定搜救起点，应考虑下列因素：

（1）一般应从搜救作业区边缘开始，按逐带顺序搜索，也可从航道或地域中心线开始，逐带向两侧扩大搜索；

（2）搜救带按顺序以罗马字母标注，确定了搜救起点，即确定了搜救的顺序。

二、海上搜救方法

海上搜救行动一般结合具体任务由舰船或直升机完成。实施海上搜救，搜索目标是前提，只有及时准确地搜索到目标才能实现以最大效率救治目标。在搜救过程中，多数情况下，应根据搜救任务的需要，在搜救作业区的优化配置的基础上，进一步确定搜救方法。搜救方法就是指舰船或直升机在相邻搜索带之间的配置方法。搜救方法为：相邻搜索航路的搜索宽度之间有一定的重叠，重叠宽度一般为二倍航迹均方误差（2δ），见图 5.1。搜索带的实际宽度，可按下式求得：$B_s = B - 2\delta$，其中，B 为搜索带的最大宽度。

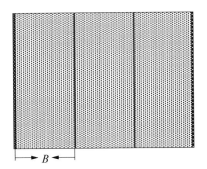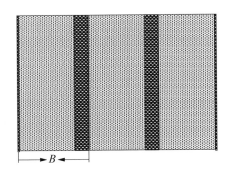

图 5.1　搜索航线

三、海上搜索样式

搜索样式是指在确定搜救作业区的位置、大小、形状后,对搭载搜索设备的搜救力量在搜救作业区的路线规划和运用方式。选择搜索样式的主要依据有落水人员位置坐标预测的准确性、搜救作业区的大小和形状、搜救力量的定位精度。适用于对海搜索的方法主要有扇形搜索、扩展方形搜索、横移线搜索和平行线搜索。分析四种搜索方式的特点,对比如表 5.1 所示。

表 5.1　搜索方式对比

搜索样式	搜索范围	目标位置	搜索力量	搜索起点	航路特点
扇形搜索	小	确定	单一	基准点	三个扇形区
扩展方形搜索	小	确定	单一	基准点	方形螺旋
平行线搜索	大	大略位置	单一或多个	搜索范围的长边	航路平行于区域长边
横移线搜索	长且窄	大略位置	单一或多个	搜索范围的短边	航路平行于区域短边

从表 5.1 中可以看出,扇形搜索和方形扩展搜索样式适用于定基点小范围的小散布区域内落水人员的搜索,但不适合多个搜救力量协同搜索;平行线搜索适合于不定基点的大范围区域搜索,能够运用多种搜救力量协同搜索;横移线搜索适合不定基点的长且窄的大范围区域搜索,适合直升机或舰机协同搜索。

四、海上搜救力量配置算法

战时,为了提高海上落水人员的救治效率,要求搜救兵力必须在规定的时间内完成规定海域的搜索,因此,提高海上落水人员救治效率的前提是要达到较高的搜索效率。在搜救作业区满足战术要求并合理划分的基础上,应科学配置搜救兵力并迅速完成各项搜索任务。

假设在某海域内(面积为 S)实施搜索,预先只了解该海域存在落水人员,但并不了解有关落水人员的具体位置。可假设目标在该区域内均匀分布,在搜索过程中,将搜索海域划分为若干小段(设其个数为 n),每一小段采用平行线样式对搜索海区进行覆盖。

搜索区域是长为 L_1、宽为 L_2 的矩形,搜索宽度为 l,搜救力量行进速度为 v,相邻搜索带之间的重复区域为二倍航迹均方误差 (2δ),每次 180°转向所需的时间为 Δt。

搜索区域面积即为 $L_1 \cdot L_2$,如图 5.2 所示。则目标出现在某一小段之内的概率为:$(L_1 \cdot L_2)/S$

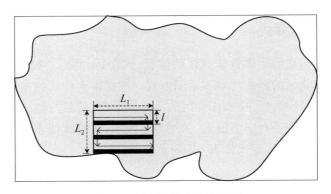

图 5.2　平行线搜索覆盖区域

如图 5.2 根据几何关系可得,对该矩形搜索区域进行一次全覆盖搜索,搜救力量所需要往返次数为

$$n_1 = \frac{L_2 + 2\delta}{l} \qquad (5.1)$$

其中,n_1 为进位取整的正整数。

则搜索力量搜索过的航路距离长为

$$d_1 = n_1 \times L_1 \qquad (5.2)$$

所需的时间为

$$t_1 = \frac{n_1 \times L_1}{v} + n_1 \cdot \Delta t \qquad (5.3)$$

由此,在计算海上搜救力量配置数量时,可结合具体的搜救任务,根据要求的搜救时间 t_1 反向计算出航线距离长为 d_1 和搜索力量所需要往返次数为 n_1,进而可计算出海上搜救力量的配置数量。

五、案例分析

假设在某次海上作战中,红方 1 艘护卫舰被敌方一枚反舰导弹击中,导致 15 名人员落水(位于远海某岛西南 15 海里附近海域),见图 5.3;编队指挥部接到求救信号后即组织搜救舰船对落水人员进行搜救。

1. 搜救作业区的优化选择

根据受损舰船位置、已知落水人员信息或已发现落水人员的位置并依据风向、海流流向等海区地理水文气象资料,初步将 70° 方向的外接矩形确定为搜救作业区,编号为 S;搜救作业区长 L 为 10 km,宽 W 为 6 km,如图 5.3 所示。

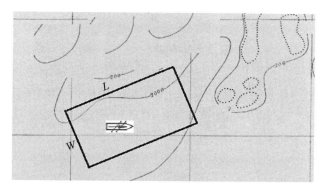

图 5.3　受损舰船搜救作业区

2. 海上搜救力量的配置数量

在 S 海域内实施搜救,因为预先只了解该海域存在落水人员,但并不了解有关落水人员的所有具体位置,可假设目标在该区域内均匀分布。根据对海上落水人员的搜索样式分析,发现平行线样式完成全覆盖的时间更少,所需航路距离更短,具有较高的搜索效率。故可将搜索海域划分为若干小段(设其个数为 n),编号分别为 S_1, S_2, …, S_n,每一小段采用平行线样式对搜索海区进行覆盖,n 即为搜救力量的配置数量。

考虑伤员的时效救治,上级要求搜救兵力必须在 1 h 内完成全部海域的搜索;搜索海域 S_1, S_2, …, S_n 是长 L_1 为 10 km,宽 L_2 为待定的矩形区域,搜索宽度 l 综合考虑海区气象条件设定为 1 000 m,搜救舰船行进速度 v 设定为 15 kn,相邻搜索带之间的重复区域(二倍航迹均方误差 2δ)设定为 50 m,舰船每次 180° 转向所需的时间 Δt 设定为 3 min。

根据几何关系可得,对该矩形搜索区域进行一次全覆盖搜索,搜救力量所需要往返次数为

$$n_1 = \frac{L_2 + 2\delta}{l} \tag{5.4}$$

其中,n_1 为进位取整的正整数。

所需的搜救时间为

$$t_1 = \frac{n_1 \cdot L_1}{v} + n_1 \cdot \Delta t \tag{5.5}$$

且满足约束条件:$t_1 \leqslant 1$;

由公式(5.4)、(5.5)可计算出搜救海域宽 L_2。

则:搜救力量配置数量为

$$n = \frac{W}{L_2} \tag{5.6}$$

其中，n 为进位取整的正整数。

将数据代入公式(5.4)、(5.5)、(5.6)计算可得：

$$L_2 \leqslant 2.389\,2;$$

$$n \geqslant 2.51;$$

由于 n 为进位取整的正整数，则 $n = 3$。

根据计算结果，为了完成上级要求在 1 h 内对全部海域的搜索任务，指挥部结合现有搜救力量，需至少配置 3 艘搜救舰船分别完成对搜索海域 S_1、S_2、S_3 的搜索，见图 5.4。

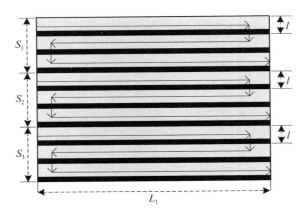

图 5.4　平行线搜索覆盖区域

由于海上环境的复杂性，各国海军都十分重视海上搜救的研究。本节首先对搜救作业区的优化选择方法进行了研究，明确了舰船或直升机在划分好的搜救作业区内实施搜索时的起始方向、搜救起点和顺序，在对海上搜索方法和搜索样式分析的基础上，重点对海上搜救力量配置数量的计算方法进行研究，在定性分析的基础上建立海上搜救力量配置解析模型，以期进一步丰富海上搜救理论，为海上搜救力量配置提供理论依据，辅助海上搜救指挥决策。

第三节　无人机海上搜救使用

无人驾驶飞机是现代战争中的主要侦察工具之一，在海上联合搜救行动中同样可发挥巨大作用。由于无人驾驶飞机具有自主飞行的能力,因此其具有较强的战场生存能力。但要实现无人驾驶飞机的自主飞行,则要求其具有相当程度的航迹规划能力。无人机的航迹规划是为了圆满完成任务而作的计划。它往往指单机在初始位置、终止位置和一些目标任务结点确定之后的航迹规划问题,其基本功能是根据无人机的性能和飞经的目标区域、海况环境等因素,对已知的目标规划提出满足要求的航迹,以便在实际飞行时可以根据需要进行实时局部修改。海上搜救侦查一定要事先设定好航线,避免漏掉目标。

一、海上搜救侦查问题分析

举例,在一次海战事故中,根据海洋环境预测出搜救目标的漂移轨迹及所在区域,区域中心点位置坐标见表5.2。一架无人驾驶飞机从我方一个岸基基地起飞侦查,无人驾驶飞机起飞点经度和纬度为(80, 50),速度为 1 000 公里/小时,假设在每一目标区域点的侦察时间不计,要求无人驾驶飞机侦察完所有目标区域后,再返回原来的基地,使得所花费的时间最短(假设我方飞机巡航时间可以充分长)。

二、基于模拟退火算法的海上搜救航路优化

针对以上无人驾驶飞机侦察航路优化问题,采用模拟退火算法进行求解。

模拟退火算法得益于材料科学的统计力学的研究成果。统计力学表明材料中粒子的不同结构对应于粒子的不同能量水平。在高温条件下,粒子的能量较高,可以自由运动和重新排列;在低温条件下,粒子能量较低。如果从高温开始,非常缓慢地降温(这个过程被称为退火),粒子就可以在每个温度下达到热平衡。当系统被完全冷却时,最终形成处于低能状态的晶体。

梅特罗波利斯(Metropolis)算法用一个简单的数学模型描述了退火过程,这个算法诠释了如何用粒子的能量定义材料的状态。假设材料在状态 i 之下的能量为 $E(i)$,那么材料在温度 T 时从状态 i 进入状态 j 就会遵循如下规律:

(1) 如果 $E(j) \leqslant E(i)$,则接受该状态被转换。

(2) 如果 $E(j) > E(i)$,则状态转换以如下概率值被接受:

$$e^{\frac{E(i)-E(j)}{KT}}$$

其中,K 是物理学中的波尔兹曼常数,T 是材料温度。

在某一个特定温度下,进行了充分的转换之后,材料将达到热平衡。这时材料处于状态 i 的概率满足波尔兹曼分布:

$$P_T(x=i) = \frac{e^{-\frac{E(i)}{KT}}}{\sum_{j \in S} e^{-\frac{E(j)}{KT}}}$$

其中，x 为表示材料当前状态的随机变量，S 表示状态空间集合。

显然

$$\lim_{T \to \infty} \frac{e^{-\frac{E(i)}{KT}}}{\sum_{j \in S} e^{-\frac{E(j)}{KT}}} = \frac{1}{|S|}$$

其中，$|S|$ 表示集合 S 中状态的数量。这表明所有状态在高温下具有相同的概率。而当温度下降时，

$$\lim_{T \to 0} \frac{e^{-\frac{E(i)-E_{min}}{KT}}}{\sum_{j \in S} e^{-\frac{E(j)-E_{min}}{KT}}} = \lim_{T \to 0} \frac{e^{-\frac{E(i)-E_{min}}{KT}}}{\sum_{j \in S_{min}} e^{-\frac{E(j)-E_{min}}{KT}} + \sum_{j \notin S_{min}} e^{-\frac{E(j)-E_{min}}{KT}}}$$

$$= \lim_{T \to 0} \frac{e^{-\frac{E(i)-E_{min}}{KT}}}{\sum_{j \in S_{min}} e^{-\frac{E(j)-E_{min}}{KT}}} = \begin{cases} \frac{1}{|S_{min}|}, & i \in S_{min} \\ 0, & i \notin S_{min} \end{cases}$$

其中，$E_{min} = \min_{j \in S} E(j)$ 且 $S_{min} = \{i \mid E(i) = E_{min}\}$。

上式表明当温度降至很低时，材料会以很大概率进入最小能量状态。

由于我们要解决的问题是一个寻找最小值的优化问题。将物理学中模拟退火的思想应用于优化问题就可以得到模拟退火寻优方法。

考虑这样一个组合优化问题：优化函数为 $f: D_f \to R^+$，其中 $x \in S$，它表示优化问题的一个可行解，$R^+ = \{y \mid y \in R, y > 0\}$，$S$ 表示函数的定义域。$N(x) \subseteq S$ 表示 x 的一个邻域集合。

首先给定一个初始温度 T_0 和该优化问题的一个初始解 x_0，并由 x_0 生成下一个解 $x' \in N(x_0)$，是否接受 x' 作为一个新解 x_1 依赖于下面概率：

$$P(x_0 \to x') = \begin{cases} 1, & f(x') < f(x_0) \\ e^{-\frac{f(x')-f(x_0)}{T_0}}, & f(x') \geqslant f(x_0) \end{cases}$$

换句话说，如果生成的解 x' 的函数值比前一个解的函数值更小，则接受 $x_1 = x'$ 作为一个新解。否则以概率 $e^{-\frac{f(x')-f(x_0)}{T_0}}$ 接受 x' 作为一个新解。

泛泛地说，对于某一个温度 T_i 和该优化问题的一个解 x_k，可以生成 x'。接受 x' 作为下一个新解 x_{k+1} 的概率为

$$P(x_k \to x') = \begin{cases} 1, & f(x') < f(x_k) \\ e^{-\frac{f(x')-f(x_k)}{T_i}}, & f(x') \geqslant f(x_k) \end{cases}$$

在温度 T_i 下,经过很多次的转移之后,降低温度 T_i,得到 $T_{i+1} < T_i$。

在 T_{i+1} 下重复上述过程,如此往复。因此整个优化过程就是不断寻找新解和缓慢降温的交替过程。最终的解就是对该问题寻优的结果。

我们注意到,在每个 T_i 下,所得到的一个新状态 x_{k+1} 完全依赖于前一个状态 x_k,可以和前面的状态 $x_0,\cdots,x_{k-1}$ 无关,因此这是一个马尔可夫过程。使用马尔可夫过程对上述模拟退火的步骤进行分析,结果表明:从任何一个状态 x_k 生成 x' 的概率,在 $N(x_k)$ 中是均匀分布的,经过有限次的转换,在温度 T_i 下的平衡态 x' 的分布由下式给出:

$$P_i(T_i) = \frac{e^{-\frac{f(x_i)}{T}}}{\sum\limits_{j \in S} e^{-\frac{f(x_i)}{T_i}}}$$

当温度 T 降为 0 时,x_i 的分布为

$$P_i^* = \begin{cases} \dfrac{1}{|S_{\min}|}, & i \in S_{\min} \\ 0, & i \notin S_{\min} \end{cases}, 并且 \sum\limits_{x_i \in S_{\min}} P_i^* = 1$$

这说明如果温度下降十分缓慢,而在每个温度都有足够多次的状态转移,使粒子在每一个温度下达到热平衡,则全局最优解将以概率 1 被找到。因此说模拟退火算法可以找到全局最优解。

三、案例分析

44 个搜救区域中心点的经度、纬度见表 5.2。

表 5.2　搜救区域中心点的经度和纬度

经度(E)/° 纬度(N)/°		经度(E)/° 纬度(N)/°		经度(E)/° 纬度(N)/°		经度(E)/° 纬度(N)/°	
5.654 3	2.141 8	4.998 1	0.608 2	2.278 9	2.310 4	1.015 8	1.248 1
2.624 1	1.817 6	4.403 5	1.354 0	2.898 3	2.598 7	3.847 2	2.017 3
2.826 9	2.900 1	3.219 1	0.586 9	3.648 6	2.972 8	0.397 1	2.814 7
0.815 1	0.953 1	2.210 7	1.855 6	0.012 1	1.887 2	0.415 9	0.318 5
4.354 7	0.390 6	3.695 4	2.302 6	3.081 6	1.345 9	2.771 3	0.507 0

经度(E)/° 纬度(N)/°		经度(E)/° 纬度(N)/°		经度(E)/° 纬度(N)/°		经度(E)/° 纬度(N)/°	
2.392 2	0.763 0	4.596 1	4.085 1	4.110 8	2.771 4	0.495 6	0.836 6
1.711 6	3.703 5	5.882 8	1.452 2	0.944 0	0.392 0	1.151 1	2.738 8
1.447 0	3.363	1.573 2	3.956 9	2.398 7	0.940 3	1.552 4	1.835 9
6.868 4	2.714 8	4.088 0	1.429 7	5.650 8	1.370 9	5.252 1	1.579 5
3.843 0	0.846 4	0.134 9	1.683	0.899 8	2.364 4	5.011 5	2.378 1
1.379 0	0.195 1	3.205 7	3.639 6	1.936 3	3.166 2	1.998 5	0.579 0

我们依次给基地编号为 1,搜救区域中心点编号为 2,3,…,44,最后我方基地再重复编号为 45(这样便于程序中计算)。距离矩阵

$$D = (d_{ij})_{82 \times 82},$$

其中,d_{ij} 表示 i,j 两点间的距离,i,$j = 1, 2, \cdots, 82$,这里 D 为实对称矩阵。则问题是求一个从点 1 出发,走遍所有中间点,最终到达点 82 的一个最短路径。

上面问题中给定的是地理坐标(经度和纬度),这里求两点间的实际距离。设 A,B 两点的地理坐标分别为 (x_1, y_1),(x_2, y_2),过 A,B 两点的大圆的劣弧长即为两点的实际距离。以地心为坐标原点 O,以赤道平面为 XOY 平面,以 0 度经线圈所在的平面为 XOZ 平面建立三维直角坐标系,由几何关系计算可得 A,B 两点的直角坐标分别为

$$A(R\cos x_1 \cos y_1, R\sin x_1 \cos y_1, R\sin y_1)$$

$$B(R\cos x_2 \cos y_2, R\sin x_2 \cos y_2, R\sin y_2)$$

其中,$R = 6\,370\ \text{km}$ 为地球半径;A,B 两点的实际距离为

$$d = R\arccos\left(\frac{\overrightarrow{OA} \cdot \overrightarrow{OB}}{|\overrightarrow{OA}| \cdot |\overrightarrow{OB}|}\right)$$

化简得

$$d = R\arccos[\cos(x_1 - x_2)\cos y_1 \cos y_2 + \sin y_1 \sin y_2] \tag{5.7}$$

求解的模拟退火算法描述如下:

(1) 解空间

解空间 S 可表示为 $\{1, 2, \cdots, 81, 82\}$ 的所有固定起点和终点的循环排列集合,即

$$S = \{(\pi_1, \cdots, \pi_{82}) \mid \pi_1 = 1, (\pi_2, \cdots, \pi_{81}) \text{ 为} \{2, 3, \cdots, 81\} \text{ 的循环排列}, \pi_{82} = 82\}$$

其中每一个循环排列表示侦察 100 个目标的一个回路, $\pi_i = j$ 表示在第 $i-1$ 次侦察的目标 j, 初始解可选为 $(1, 2, \cdots, 82)$, 本节中我们先使用蒙特卡罗 (MonteCarlo) 方法求得一个较好的初始解。

（2）目标函数

此时的目标函数为侦察所有目标的路径长度或称代价函数。我们要求：

$$\min f(\pi_1, \pi_2, \cdots, \pi_{82}) = \sum_{i=1}^{81} d_{\pi_i \pi_{i+1}} \text{。}$$

（3）新解的产生

新解的产生可采用 2 变换法或 3 变换法。

① 2 变换法

任选序号 $u, v(u < v)$ 交换 u 与 v 之间的顺序, 此时的新路径为

$$\pi_1 \cdots \pi_{u-1} \pi_v \pi_{v-1} \cdots \pi_{u+1} \pi_u \pi_{v+1} \cdots \pi_{82}$$

② 3 变换法

任选序号 u, v 和 w, 将 u 和 v 之间的路径插到 w 之后, 对应的新路径为

$$p_1 \cdots p_w p_m p_{m+1} \cdots p_{n-1} p_n \cdots p_{82} (\text{设 } u < v < w)$$

（4）代价函数差

本案例计算采用 2 变换法, 其路径差可表示为

$$\Delta f = (d_{\pi_{u-1} \pi_v} + d_{\pi_u \pi_{v+1}}) - (d_{\pi_{u-1} \pi_u} + d_{\pi_v \pi_{v+1}})$$

（5）接受准则

$$P = \begin{cases} 1, & \Delta f < 0 \\ e^{-\frac{\Delta f}{T}}, & \Delta f \geq 0 \end{cases}$$

如果 $\Delta f < 0$, 则接受新的路径。否则, 以概率 $e^{-\frac{\Delta f}{T}}$ 接受新的路径, 即若 $e^{-\frac{\Delta f}{T}}$ 大于 0 到 1 之间的随机数则接受。

（6）降温

利用选定的降温系数 α 进行降温, 即 $\alpha T \to T$, 得到新的温度, 这里我们取 $\alpha = 0.999$。

（7）结束条件

用选定的终止温度 $e = 10^{-30}$, 判断退火过程是否结束。若 $T < e$, 算法结束, 输出当前状态。

编写 MATLAB 程序,计算结果约为 3.87 小时。其中的一个巡航路径如图 5.5 所示:

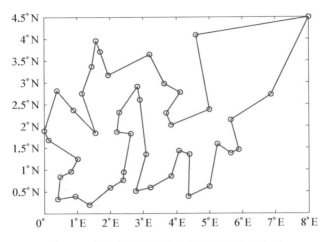

图 5.5　模拟退火算法求得的巡航路径示意图

海上海域广阔,伤员分布广泛,一旦发生事故,搜救力量能否被科学调动并迅速准确到达搜救海域是搜救工作成败的关键。然而,海上搜救是一个世界性难题,在海上搜救中,研究的核心是如何准确地确定出搜寻区域,并在此基础上最优分配搜寻资源,使得找到目标的概率最大。在立体化的海上联合搜救过程中,空中力量无疑是完成快速搜索任务的最强兵力,为提高海上联合搜救的准确性和效率,可充分发挥无人驾驶飞机的侦察搜索功能,在准确探明搜救区域的基础上实现搜救力量的科学调动,设置好搜救航线才能够充分发挥好无人驾驶飞机的作用,本节针对无人驾驶飞机海上搜救航路规划问题,采用模拟退火算法求解并给出了航路最优化结果。

第四节　直升机海上搜救使用

在实施海上搜救过程中,直升机是一种有效的搜索平台,相对于水面舰艇,可充分发挥其机动性强和效率高的优点。因此,研究采用新的搜救方法以提高直升机海上搜救效率具有重要意义。划分搜救线路是制定直升机搜救方案中极为重要的内容。通过搜救线路的划分,直升机得以按预定的航线进行搜索,从而以最大效率完成预期的搜救任务。由于不同的直升机飞行要求和海上地理环境特点,对于不同的搜救任务,与之对应的搜救方法,诸如搜救方向、搜救间隔、搜救起点、搜救次序、搜救转向方法、搜救次数等都有一定的区别,搜救区域、搜救线路的划定方法也有所不同,应该采取不同的组织实施方法。为此,本节在直升机海上搜救使用研究的基础上,通过对折线航道的建模分析,给出了直升机折线航道搜救航路配置的计算过程。

一、直升机海上搜救使用研究

1. 直升机海上搜救方法

利用直升机实施海上搜救,搜索目标是前提,只有及时准确地搜索到目标才能实现以最大的效率救治目标。在搜救过程中,多数情况下,应根据搜救作业的需要将搜救区域划分成若干相互平行的搜索带,逐带依次进行搜索。搜救方法就是指相邻搜索带之间直升机的配置方法。直升机搜救方法为:相邻搜索航线的搜索宽度之间有一定的重叠,重叠宽度一般为二倍航迹均方误差(2δ),见图 5.6。搜索带的实际宽度 B_s,可按下式求得:$B_s = B - 2\delta$,其中,B 为搜索带的最大宽度。

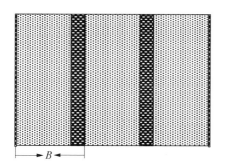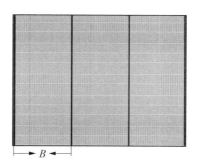

图 5.6　搜索航线

直升机搜索的可靠性较高,通常用于搜索大面积海域,或对重要航道进行重点搜索。

2. 直升机海上搜救样式

直升机对搜救区域进行搜救作业时,应首先将搜救区域划分为若干搜索带,根据任务性质和时间的紧迫程度确定采用不同的搜索样式直至完成全部搜救任务。执行海上搜索任务,可以由一架或多架搜救直升机完成,本节重点介绍单机搜索样式,主要包括单机直线搜索、单机闭合搜索和单机平行搜索。

(1)单机直线搜索:单机直线搜索的是直升机沿一个航向来回搜索,见图 5.7。

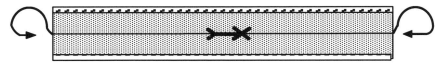

图 5.7　单机直线搜索

（2）单机闭合搜索：单机闭合搜索，既可采取重叠性搜索，也可采用非重叠性搜索。重叠性搜索——航路间距小于搜索宽度；而非重叠性搜索——航路间距大于搜索宽度，见图 5.8。

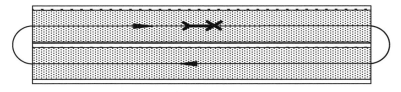

图 5.8　单机闭合搜索

（3）单机平行搜索：单机平行搜索的作业模式有两种：边缘渐进搜索和中心航线搜索。

① 边缘渐进搜索是指直升机从搜救区域的一端逐带依次渐进向另一端搜索。其作业方式如图 5.9 所示。

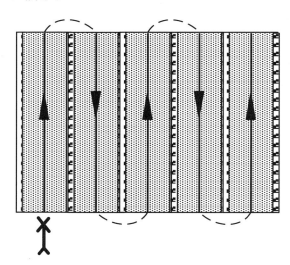

图 5.9　边缘渐进式搜索

② 中心航线搜索是一种为了提高已搜索作业区利用率的作业模式，其布线方式如图 5.10 所示。若在已搜索带 1 未发现目标，而在相邻搜索带 2 发现一个目标，

为了能够利用无目标的搜索带 1，应以搜索带 1 为中心线，搜索左侧相邻区域搜索带 3。若直升机在搜索带 3 没有发现目标，则继续搜索搜索带 4。若在搜索带 1 发现目标，则以已发现的目标为基准向外扩展至新的搜索带进行搜索。具体实施时可根据实际情况由指挥员灵活调整。

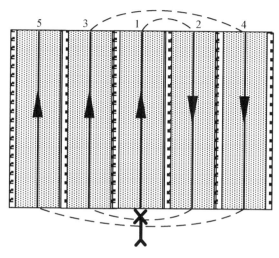

图 5.10　中心航线搜索

二、直升机折线航道海上搜救使用研究

根据搜救海域地理环境特点的不同，可分为三种典型模式，即：矩形区、直线航道和折线航道。搜救区域的划分，一般按照自然环境相近的原则划分。对地理环境不太复杂的搜救区域，可将搜救区域划分为矩形区和直线航道。如果待搜救的航道有转折，可划分为折线航道。特殊情况下，还会出现曲线航道，但曲线航道问题实质上为折线航道问题的延伸，因此在实际应用中，可将曲线航道问题转化为折线航道问题来解决。若搜救区域地理环境较复杂，如海底地形起伏较大，难以将搜救区域划分为同一搜救区域时，按照自然环境相近的原则，可对其分区作业，从而将搜救区域分解为矩形区、直线航道和折线航道三种模式的组合。矩形区和直线航道的搜索方法较简单，本节主要针对折线航道进行建模分析，并给出了划分折线航道的算法。

1. 折线航道

折线航道是指航道的中心航线为多条线段连接成折线且连续的区域。设航道为由两段航线构成的折线航道（如果是多段航线构成的折线航道，方法与之类似），见图 5.11。对图 5.11 所示折线航道,在划分直升机搜救航线时,以每段航道中央航线为中心向两侧划分搜救线路,进行中心航线搜索或边缘渐进搜索。这样,划分得到的每一条搜索航线均为折线,要求在每一条搜索航线上连续搜索完后再转入下一条搜索航线。如果将搜索线路依次编号 $1, 2, \cdots, M$(M 为奇数),若每一条搜索线路所需的搜索次数为 N 次,在每一条搜索线路上连续搜索 N 次后再转入下一条搜索线路。如果采用边缘渐进搜索,首条航线编号为 1,转入下一条搜索线路的次序是:$1, 2, \cdots, M$;如果采用中心航线搜索,首条航线编号为 $\dfrac{M+1}{2}$,转入下一条搜索线路的次序是:

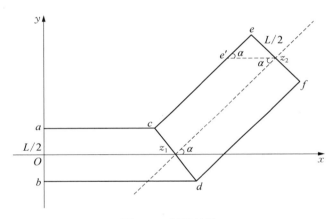

图 5.11 折线航道

$$\frac{M}{2} + \frac{1}{4}\left[(-1)^{k+1}(2k-1)+1\right], \, k = 1, 2, \cdots, M \tag{5.8}$$

即 $\dfrac{M+1}{2}, \dfrac{M-1}{2}, \dfrac{M+3}{2}, \dfrac{M-3}{2}, \cdots, M$。

2. 折线航道搜索航路配置方法

在利用直升机进行海上搜索时,折线航道相对于直线航道的不同是:需要确定直升机转弯的起始点。建立如图 5.11 所示坐标系,z_1 点为转弯起始点,航道端点坐标为已知,即 $O(0, 0)$、$z_1(x_1, y_1)$、$z_2(x_2, y_2)$。 折线航道与 x 轴夹角为 α,则不难求出 $\alpha = \arctan\left|\dfrac{y_2 - y_1}{x_2 - x_1}\right|$,由此只需确定直升机转弯起始点方程 cd。 航道宽度 L,搜索宽度 B。 由图 5.11 及几何关系可知 e 点坐标为:

$$e\left(x_2 - \frac{L}{2}\sin\alpha, \, y_2 + \frac{L}{2}\cos\alpha\right) \tag{5.9}$$

则过 ce 直线方程为

$$y = \tan\alpha\left(x - x_2 + \frac{L}{2}\sin\alpha\right) + y_2 + \frac{L}{2}\cos\alpha \tag{5.10}$$

又过 ac 直线方程为

$$y = \frac{L}{2} \tag{5.11}$$

则联立过 ce 直线方程与过 ac 直线方程可得交点为

$$c\left(\left[\frac{L}{2}(1-\cos\alpha) - y_2\right]\cot\alpha + x_2 - \frac{L}{2}\sin\alpha,\ \frac{L}{2}\right) \tag{5.12}$$

由 z_1 和 c 点坐标可得过 z_1 点和 c 点的直线方程为

$$\frac{y - \dfrac{L}{2}}{\dfrac{L}{2} - y_1} = \frac{x - \left\{\left[\dfrac{L}{2}(1-\cos\alpha) - y_2\right]\cot\alpha + x_2 - \dfrac{L}{2}\sin\alpha\right\}}{\left[\dfrac{L}{2}(1-\cos\alpha) - y_2\right]\cot\alpha + x_2 - \dfrac{L}{2}\sin\alpha - x_1} \tag{5.13}$$

此即直升机转弯起始点方程 cd。

假设各搜索航路重叠宽度为二倍航迹均方误差（2δ），则
搜索航线数：

$$m = 2\,\mathrm{round}\left(\frac{0.5L}{B - 2\delta}\right) + 1 \tag{5.14}$$

其中，round 是对小数取四舍五入的函数，以 5 为分界线，小于 5 的省略，大于等于 5 的往上进 1 位。

搜索航线间隔：

$$d = \frac{L}{m - 1} \tag{5.15}$$

由于遇险人员在海上生存的时间有限，为提高援救成功率，各国海军均十分重视海上搜救的研究。而直升机可在平战时危险环境下对海上遇险人员实施搜寻、紧急医疗救护和立体后送，是空中立体救援的重要工具。本节结合直升机的飞行要求和海上地理环境特点的不同，重点对折线航道进行建模分析，主要研究了直升机单机搜救情况下折线航道搜索航路配置算法，下一步将对多机搜救情况开展研究，以期进一步丰富直升机海上搜救理论。

第五节　航空搜救目力观察搜索

目力搜索又称视觉观察,是海上搜救不可忽视的一种方法。人们总结二战飞机反潜经验时认为,人眼对于发现水面目标仍有重要的作用,并且人眼不会发射惊动敌人的电波。由于目力观察减少了对目标的技术、战术分类程序,具有直观、高效的特点,借鉴反潜搜索经验,在海上搜救器材日益发达的今天,航空搜救目视观察搜索仍然是一种不可缺少的搜索手段。

目力观察发现目标的效果与多种因素有关。如目力发现目标的距离与能见度、海况、飞行高度、飞机所处的目标舷角和目标的姿态等因素直接相关;目力搜索目标时发现目标的概率则受到太阳光线照射角度、目标大小、目视对比率、观测者目视状态以及目标偏离视线水平方向的偏向角 α 等多种因素的影响。因此,目视搜索是一个复杂的问题。本节通过对人眼目视运动特性和人眼目视搜索规律的研究,对反映搜索者发现目标能力的量,即横距概率、搜扫宽度、搜扫速度和目力搜索率进行了详细研究。

一、航空搜救目力搜索

在航空搜救目力搜索过程中,将人的肉眼发现的位于水面状态的目标、漂浮在水面的油迹、气泡和救生圈等统称为目标特征。假设航空搜救平台飞行高度为 h,飞行员通过目标特征而发现目标,已经证明,瞬时概率密度 γ 与飞行员看到目标的立体角的大小成正比,发现率为

$$\gamma(t) = k\,\frac{h}{(r^2 + h^2)^{3/2}},$$

其中 k 为比例常数,它取决于目标面积及那些被看作固定不变的且未做明显介绍的所有因素,如目标性质、海洋条件、气象条件、信号强弱等,当然其中目标面积是主要因素,因此 k 的单位是单位时间的面积。

设飞机速度为 v_0, y_0 表示观察者扫描区域的后方限。设 $y_0 = 0$, x 为横距(正距),则发现目标概率为

$$P_0(x) = 1 - e^{-\frac{kh}{v_0(h^2 + x^2)}} \approx 1 - e^{-\frac{kh}{v_0 x^2}} \tag{5.16}$$

此时有效发现宽度为

$$M_k = \int_{-\infty}^{+\infty} P_0(x)dx = \int_{-\infty}^{+\infty} \left[1 - e^{-\frac{kh}{v_0 x^2}} dx \right]$$

$$= 2 \left[x \left(1 - e^{-\frac{kh}{v_0 x^2}} \right) \right]_0^{\infty} + 2 \int_{-\infty}^{+\infty} \frac{2kh}{v_0 x^2} e^{-\frac{kh}{v_0 x^2}} dx = 2\sqrt{\frac{2kh}{v_0}} \quad \left(h < \frac{|V|}{10} \right)$$

$$\tag{5.17}$$

针对以上理论和计算,结合航空搜救目力搜索的特点,经分析认为存在以下不足:忽略人眼目视规律,假设简化,条件理想化,在实际作战中,求解结果理想化,不切合实际。针对以上问题,通过对人眼目视运动特性和人眼目视搜索规律的研究,结合搜潜任务,对反映搜索者发现目标能力的量,即横距概率、搜扫宽度、搜扫速度和目力搜索率重新建模。

二、人眼运动特性

1. 人眼目视运动特性

科学研究发现,人眼为了能在短时间内发现目标,需要利用分辨力很高的视网膜中心凹进行相当系统和周密的搜索。人眼在搜索过程中,注视一点然后迅速移到另一点进行注视,这一过程称为飞快地扫视。固定的注视称为凝视,被凝视的点称为凝视中心。根据实验,通常认为人眼大约以每秒三点间断移动,单一凝视时间,或称为一个瞥见时间,约为 1/3 秒。目力搜索中大的跳跃被称为急动,急动持续仅几毫秒,而速度可达每秒 1 000 度,在这一急动过程中,视觉大大降低了。在本节的研究过程中,假设人头部转动对搜索目标造成的影响不计,同时,忽略急动时间。

2. 人眼目视搜索规律

有经验的观察者会利用移动的表观孔径(由中心凹的视觉范围确定)以相当有规则的图形在有关的面积上搜索。在航空搜救过程中,我们假定飞行员是有经验的观察者。搜索过程中,人眼自动地对目标特性(表现尺寸和对比度)及周围景物的性质(结构复杂性和密集程度)两者引起响应,以调整平均凝视点之间的距离。人眼经过长时间的进化,在目标搜索过程中,运动特性几近完美。一方面,在每一个凝视的点要驻留约 1/3 秒,为目标的探测、识别提供足够的处理时间。更重要的是,因为眼睛静止不动,使目标对比度可达最佳。另一方面,人眼以极快的速度(可达每秒 1 000 度)从一点迅速移动到另一点,保证搜索时间能够满足要求。虽然,在急动过程中,视觉大大降低了,但由于急动持续仅几毫秒,相较于 1/3 秒的凝视时间较短,对目标辨识结果影响可以忽略不计。

三、目力搜索影响因素分析

根据人眼目视搜索的运动特性,对影响目力搜索的因素进行分析。结合搜索论的相关理论可知,由于搜救飞机的搜索速度大于目标的航行速度,以至于在整个搜索过程中目标仍位于搜索区域内,因此搜索过程可近似视为搜索缓慢运动或静止目标的过程。此时度量搜索者发现目标能力的量有目力搜索概率、搜索速度、搜索宽度和目力搜索率等,现分别进行分析。

1. 目力搜索概率

目力搜索概率即是在指定搜索面积内发现目标的概率。在能见度、海况以及目标航行状态一定时,目力搜索概率主要与横距,即目标到搜索者航迹的垂直距离有关。在搜索过程中,横距是一个随机变化的量,一般可假设服从均匀分布。横距概率 $P(x)$ 是当目标与搜索者的航迹有横距的条件下,搜索者发现目标的概率。横距概率会受到被搜索目标的环境对比度、几何尺寸、大气能见度以及观察者的观察能力等因素的影响。

令 (x,y) 为被搜索目标的坐标,图 5.12 中 $o_1abcdef$ 为一个目视周期,t^* 为飞行员目视扫描一个目视周期所用时间。由图 5.12 分析可知,在一个目视周期内 (x,y) 一点被搜索两次,因此,在飞机飞向目标的过程中,目标点被搜索次数为

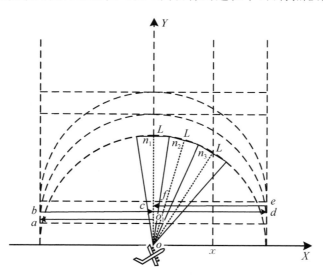

图 5.12　航空搜救观察过程

$$n=\begin{cases} \dfrac{2x^*}{v_0t^*}, & y>x^* \\[2mm] \dfrac{2y}{v_0t^*}, & y \leqslant x^* \end{cases} \tag{5.18}$$

则发现目标的横距概率:

$$P(x) = 1 - \prod_{i=1}^{n} [1 - P_i(x)] = 1 - (1 - P_0(x))^n \qquad (5.19)$$

2. 搜索速度

由式(5.18)可知目视搜索时飞机速度不能太快,若 $2x^* < v_o t^*$ 或 $2y < v_o t^*$,则会存在目标未被探测到的可能性。理论上,飞机速度越慢,目标被搜索的次数就越多,被探测到的概率就越大。

3. 目力搜索宽度

搜索宽度即搜索者在航向上扫掠的有效路径宽度,该宽度可用来度量目力观察的搜索效果。目标一旦进入并停留在搜索者前方扫掠路径内,最终就会被发现。目视搜索宽度与目视搜索方式和凝视次数有关。凝视次数越多且凝视次数越向中心轴线集中,搜索宽度越宽。τ 为凝视时间,则一个目视周期内凝视次数:$m = \dfrac{t^*}{\tau}$

则目视搜索宽度为:$2\sum_{i=1}^{m} L_i - L$,其中 L_i 和 L 见下文目力规则搜索方式。

4. 目力搜索率

设目视有效发现宽度为 M_K,相对搜索速度为 v_0,则搜索率为 $W_T = M_K \cdot v_0$。

四、目力搜索方式

1. 目力规则搜索方式

在航空搜救过程中飞行员目力发现目标的距离与多种因素有关。其中,能见度、海况和飞行高度等因素直接制约着飞行员目力发现目标的距离;同时,目标的姿态和飞机所处的目标舷角也影响着搜索者观察目标尾迹的清晰度,进而影响目力发现的距离。目力搜索静止目标时发现目标的概率受到太阳光线照射角度、目标大小、目视对比率、观测者目视状态以及目标偏离视线水平方向的偏向角 α 等多种因素的影响。生理实验表明,目力搜索静止目标时发现目标的概率与目标偏离视线水平方向的偏向角 α 有很大关系,概率在 $\alpha = 0°$ 时取值最大,而在 $\alpha = 5°$ 时迅速降为零。有效凝视宽度:$L = 2x^* \sin 5°$,x^* 为目视最佳最远可视距离,与大气能见度、反射光、亮度、被搜索目标的环境对比度、几何尺寸以及观察者的观察能力等有关。人眼的视线在每一个凝视的点要驻留约 1/3 秒,由于视线以极快的速度(可达每秒 1 000 度)从一点迅速移动到另一点,急动持续仅几毫秒,相对 1/3 秒凝视时间较短,对目标辨识结果的影响可以忽略不计。由图 5.12 及几何关系计算可知,$L_1 = L$,$L_2 = L\cos 10°$,$L_3 = L\cos 20°$,$L_4 = L\cos 30°$,$\cdots$,$L_{10} = L\cos 90° = 0$,由于在一个目视周期内每个目标被搜索两次,则规则搜索一个目视周期内的目视次数为 38 次，一个目视周期为 $19 \times 2 \times \frac{1}{3} \approx 12.67\text{s}$。

以上，整理可推导出目视搜索宽度和目力搜索率。

2. 目力任务搜索方式

如果要求完成搜寻所允许的时间受限于短的时间间隔，凝视点间的距离就长一些，此时飞行员有两种搜索方式，第一种是按规则搜索，但目视周期边界会变小，搜索面积会减少。第二种是按规则搜索方式搜索一个目视周期，这里又分两种情况，一是减少凝视次数，凝视间隔会变大，可以证明，这种情况下搜索海域面积与第一种方式一样，只是图形有变化，搜索效果相同；二是按规则搜索搜索一个目视周期，减少凝视时间，但这样会降低搜索概率。这里对第二种情况作如下计算，τ 为凝视时间，当 $y > x^*$ 时，$n = \dfrac{2x^*}{36\tau v_0} = \dfrac{x^*}{18\tau v_0}$；当 $y \leqslant x^*$ 时，$n = \dfrac{2y}{36\tau v_0} = \dfrac{y}{18\tau v_0}$，即

$$n = \begin{cases} \dfrac{x^*}{18\tau v_0}, & y > x^* \\[2mm] \dfrac{y}{18\tau v_0}, & y \leqslant x^* \end{cases};$$

$$P(x) = 1 - \prod_{i=1}^{n}\left[1 - P_i(x)\right] = 1 - (1 - P_0(x))^n$$

假设目标相对直升机位置固定，即横距不变，则：

$$P_1(x) = P_2(x) = \cdots = P_n(x) = P_r(x) \tag{5.20}$$

目力搜索不仅可发现处于水面状态的目标，还可发现处于透明度以上深度的目标。同时，由于目力搜索具有隐蔽性和经济性的特点，在现代航空搜救的多种搜索方式中，目力搜索是航空搜索样式中不可或缺的一种搜索方式。但目力搜索通常在白天和海况条件良好时才能使用。经验表明，在 4 级以上的海况下、海上有雾、雨和低云时，发现目标的概率将大大降低，很难获得搜救信息。夜间使用目力观察发现目标的机会也较小。因此，在实际作战搜救过程中，应根据具体海况，结合其他搜潜方式，将目力搜索作为一种补充手段，灵活运用。

本节针对航空搜救目力搜索问题，通过对人眼目视运动特性和人眼目视搜索规律的研究，结合航空搜救目力搜索的特点，参考搜索论相关原理，建立了航空搜救目力搜索数学模型；提出了两种目力搜索方式，即目力规则搜索方式和目力任务搜索方式，并建立了相应的搜索模型，研究结果为航空搜救目力搜索提供了量化依据，通过模型的运用可使对航空搜救目力搜索问题的分析更切合实际。

第六章　决策论与卫勤指挥分析

决策论是研究决策者作出决策过程的一种系统的理论和方法,目的是使决策过程符合科学的原则,并使所作出的决策最大程度地满足决策者的需要。决策论在军事领域应用较多,如在制定军事战略、确定作战方案、进行兵力部署、实施作战指挥和保障以及对军队进行管理和武器装备的研制、采购等的军事运筹分析中有着广泛的应用。

第一节　决策分析的基本问题

一、简史

决策论起源于 20 世纪 50 年代美国学者 A. 瓦尔德(Wald Abrahom)奠基的统计决策理论。1961 年,美国学者霍华德赖法(Howard Raiffa)与 R. O. 施莱弗(Robert Schlaifer)所著的《应用统计决策理论》一书的出版,使决策论具备了学科分支的雏形。1966 年,美国学者 R. 霍华德在《决策分析:应用决策理论》中,明确将决策分析作为决策理论的应用分支。现代决策理论与行为科学、心理学、经济学以及军事科学等有关学科交叉发展,其内容已远远超出这些经典文献所包含的内容。决策论与对策论的不同在于,决策者面对的是自然环境,而自然环境是客观存在的,即使有不确定性,往往也有一定的规律性(如统计规律性);而在对策论中,决策者面对的是一个活的对手,会不断改变自己的策略,会对自己的行动意图时时保密,所以在对策问题中,决策者只能从最不利的情况出发稳中求胜或把损失降到最低程度。

二、决策问题的分类

决策问题,根据掌握信息量的不同可分为确定型决策、不确定型决策与风险型决策。

1. 确定型决策

该种决策是从完全了解的多个备选行动方案中,选择一个最有利的方案。确定型决策问题应具备如下条件：

（1）决策人希望达到一个明确的目标（效益最大或损失最小）。

（2）只存在一个确定的状态。

（3）存在两个或两个以上可供选择的行动方案。

（4）不同行动方案在所确定的状态下，益损值是可以计算出来的。

确定型决策看起来似乎很简单，但实际问题往往很复杂。一是有时可供选择的方案很多，益损值往往不易算出；二是有时求益损值的最大或最小值常常也不是容易的。

2. 不确定型决策

在军事行动中，对敌情的变化趋势可能完全不了解，甚至在对情况发生与否的可能性大小都一无所知的情况下，而又必须作出行动的决策是常有的事。发生此种情况，我们不能保证决策不会产生失误，但是，决策者可以遵照某些准则，在现有的条件下争取最大效益，有时则要力争避免最大损失。这些准则通常有下列几种：

（1）等可能准则。这一准则是法国数学家拉普拉斯（Laplace）首先提出的，因此，又称拉普拉斯准则。他认为，决策人既然无法确定各个自然状态出现的概率，那么就应该认为它们出现的可能性（概率）是相等的。

（2）悲观准则。这一准则又称华尔德准则。它就是对策论中的最大最小准则（当取效益最大时）或最小最大准则（当取风险最小时）。这种方法的思路是，对客观情况的估计持悲观、保守的态度，从最不利的情况中选出一个最有利的方案。

（3）乐观准则。这种准则又称最大最大准则（当决策目标是使效益最大时），或最小最小准则（当决策目标是使风险最小时）。使用这种准则时，决策人对客观状态的出现总持乐观态度，认为最有利的情况会出现。

（4）后悔值决策准则。这个准则又称萨万奇准则，这种决策的想法是，当决策者选择某方案后，结果未能符合理想情况，势必有后悔的感觉。当决策目标是使效益最大时，将每种客观状态下效益的最大值（EP效益矩阵中各列的最大值）定为该状态的理想目标。当决策目标是使风险最小时，将每种客观状态下损失的最小值（即风险矩阵中各列的最小值）定为该状态的理想目标。并将该状态中其他值与理想值之差的绝对值，称为未达到理想的后悔值，这样便由益损矩阵导出了一个后悔矩阵。最优决策的选取方法，是先找出每个行动方案的最大后悔值，再求出使这些最大后悔值最小的行动方案，作为最优方案。因此，后悔值决策的思想是选一个行动方案，使决策人在后悔时的后悔程度最小。

3. 风险型决策

风险型决策又称随机型决策。这种决策的前提是决策者已知道了各种状态的概率分布。风险型决策的使用条件：① 存在着两个或两个以上不以人们的意志为转移的自然状态；② 各个自然状态发生的概率是已知的。第二个条件是风险型决策与不确定型决策的唯一区别。

（1）最大可能准则：在各种自然状态发生概率都已知的前提下，根据概率论的原理，哪种自然状态发生的概率最大，则它就最有可能发生。最大可能准则的思路就是在所有可能发生的自然状态中，选择发生概率最大的那种自然状态下的诸方案进行决策，取其中的最大者。

（2）矩阵法：这是应对风险型决策问题使用最普遍的准则。由于对任一方案 A_i，在各种状态下效益值的数学期望为

$$E(A_i) = \sum_{j=1}^{n} a_{ij} P(\theta_j) \tag{6.1}$$

比较不同方案，其中最大效益期望值是

$$\max\{E(A_1), E(A_2), \cdots, E(A_m)\} = E(A_k^*) \tag{6.2}$$

则 A_k^* 就是在概率意义下的最先决策方案。应当指出，这样确定的方案，在多次执行中效益会最大，但是在一次执行中，由于并不能肯定出现哪种状态，所以效益不见得是最大的。利用最大期望值执行决策时，如果出现某两个方案收益期望值相等的情况，可以取方差最小的方案。

三、决策问题的数学描述

决策问题所涉及的几个基本概念。

1. 状态（或条件）

一个问题所面临的几种自然状况或客观条件，简称为状态或条件。状态可分为确定型、不确定型或随机型。在随机型中，预先只知道各种状态中，必定会出现且只会出现一种状态，而且往往知道各种状态出现的可能性（概率）的大小，但究竟哪一种状态会出现预先是不知道的。状态用 $\theta_1, \theta_2, \cdots, \theta_n$ 表示，其出现概率相应为 $P(\theta_1), P(\theta_2), \cdots, P(\theta_n)$。

2. 方案（或策略）

决策者可能采取的不同的行动方案，简称方案（或策略），一般用 $A_1, A_2, \cdots, A_m$ 表示。这一部分因素是决策者可以自由选择的，因此称为可控因素。

3. 益极佳（效益值或风险值）

设决策者选定行动方案 A_i，当出现某一自然状态 θ_j 时，会产生一定效益，或造成一定损失，这种得失的大小可用一个值 a_{ij} 来衡量，这个值称为益损值或效益

值,将损失称为风险值。益损值是 A_i,θ_j 的函数,记为

$$a_{ij} = F(A_i,\ \theta_j)\ ;\ i = 1,\ 2,\ \cdots,\ m\ ;\ j = 1,\ 2,\ \cdots,\ n\ ;$$

也可以用益损矩阵来表示益损值:

$$M = [a_{ij}]_{m \times n} \tag{6.3}$$

4. 最优决策

最优决策是按照某种准则,选择一种行动方案,使行动的效益最大或损失最小。

第二节　马尔可夫决策

一、随机过程的概念

一个随机试验的结果有多种可能性,在数学上常用一个随机变量(或随机向量)来描述。在许多情况下,人们需要对随机现象进行一次观测,而且要进行多次、甚至接连不断地观测它的变化过程。这就要研究无限多个,即一族随机变量。随机过程理论就是研究随机现象变化过程的概率规律性的。

随机过程的定义:设 $\{\xi_t,\ t \in T\}$ 是一族随机变量,T 是一个实数集合,若对任意实数 $t \in T$,ξ_t 是一个随机变量,则称 $\{\xi_t,\ t \in T\}$ 为随机过程。

T 称为参数集合,参数 t 可以看作为时间。ξ_t 的每一个可能取值被称为随机过程的一个状态。其全体可能取值所构成的集合称为状态空间,记作 E。当参数集合 T 为非负整数集时,随机过程又称作随机序列。本节要介绍的马尔可夫链就是一类特殊的随机序列。

二、马尔可夫链的基本原理

1. 马尔可夫链的定义

现实世界中有很多这样的现象:在已知现在情况的条件下,某一系统未来时刻的情况只与现在有关,而与过去的历史无直接关系。描述这类随机现象的数学模型被称为马氏模型。

定义1　设 $\{\xi_n,\ n = 1,\ 2,\ \cdots\}$ 是一个随机序列,状态空间 E 为有限或可列集,对于任意的正整数 m,n,若 i,j,$i_k \in E(k = 1,\ \cdots,\ n-1)$,有

$$P\{\xi_{n+m} = j \mid \xi_n = i,\ \xi_{n-1} = i_{n-1},\ \cdots,\ \xi_1 = i_1\} = P\{\xi_{n+m} = j \mid \xi_n = i\} \tag{6.4}$$

则称 $\{\xi_n, n=1, 2, \cdots\}$ 为一个马尔可夫链(简称马氏链),式(6.4)称为马氏性。

可以证明若式(6.4)对于 $m=1$ 成立,则它对于任意的正整数 m 也成立。因此,只要当 $m=1$ 时式(6.4)成立,就可以称随机序列 $\{\xi_n, n=1, 2, \cdots\}$ 具有马氏性,即 $\{\xi_n, n=1, 2, \cdots\}$ 是一个马尔可夫链。

定义2 设 $\{\xi_n, n=1, 2, \cdots\}$ 是一个马氏链。如果式(6.4)右边的条件概率与 n 无关,即

$$P\{\xi_{n+m}=j \mid \xi_n=i\}=p_{ij}(m) \tag{6.5}$$

则称 $\{\xi_n, n=1, 2, \cdots\}$ 为时齐的马氏链。称 $p_{ij}(m)$ 为系统由状态 i 经过 m 个时间间隔(或 m 步)转移到状态 j 的转移概率。式(6.5)称为时齐性,它的含义是:系统由状态 i 到状态 j 的转移概率只依赖于时间间隔的长短,而与起始的时刻无关。

2. 转移概率矩阵及柯尔莫哥洛夫定理

对于一个马尔可夫链 $\{\xi_n, n=1, 2, \cdots\}$,称以 m 步转移概率 $p_{ij}(m)$ 为元素的矩阵 $P(m)=[p_{ij}(m)]$ 为马尔可夫链的 m 步转移矩阵。当 $m=1$ 时,记 $P(1)=P$ 称为马尔可夫链的一步转移矩阵,或简称转移矩阵。它具有下列3个基本性质:

(1) 对一切 $i, j \in E$, $0 \leqslant p_{ij}(m) \leqslant 1$;

(2) 对一切 $i \in E$, $\sum\limits_{j \in E} p_{ij}(m)=1$;

(3) 对一切 $i, j \in E$, $p_{ij}(0)=\delta_{ij}=\begin{cases} 1, & i=j \\ 0, & i \neq j \end{cases}$。

其中, δ_{ij} 是克罗内克函数,其自变量(输入值)一般是两个整数,如果两者相等,输出值则为1,否则为0。

对有限状态空间 $E=\{1, 2, \cdots, m\}$,有限状态空间的一步转移概率可写成如下矩阵形式:

$$P=\begin{bmatrix} p_{11} & p_{12} & \cdots & p_{1m} \\ p_{21} & p_{22} & \cdots & p_{2m} \\ \vdots & \vdots & \vdots & \vdots \\ p_{m1} & p_{m2} & \cdots & p_{mm} \end{bmatrix} \tag{6.6}$$

3. 转移概率矩阵及切普曼-柯尔莫哥洛夫方程

马尔可夫链的转移概率之间有以下关系:设 $n=k+l, k \geqslant 1, l \geqslant 1$,则

$$p_{ij}(n)=p_{ij}(k+l)=\sum\limits_{r} p_{ij}(k)p_{ij}(l), i, j=1, 2, \cdots \tag{6.7}$$

这就是切普曼-柯尔莫哥洛夫方程。这个方程的直观意义是：要想由状态 i 出发经 $k+l$ 步到达状态 j，必须先经 k 步到达任意状态 r，然后再经 l 步转移到状态 j。

将式(6.8)表示成矩阵形式：$P(k+l)=P(k)P(l)$，当取 $k=1$ 且 $l=1$ 时，得 $P(2)=P(1)P(1)=[P(1)]^2$；当取 $k=2$ 且 $l=1$ 时，得 $P(3)=P(2)P(1)=[P(1)]^3$，一般地有 $P(n)=[P(1)]^n$。

此式表明 n 步转移概率矩阵等于 n 个一步转移概率矩阵的乘积，n 步转移概率矩阵可由一步转移概率矩阵获得。因此，在马尔可夫链中一步转移概率矩阵是最基本的，由它可以完全确定链的状态转移的统计规律。当用马尔可夫链来描述实际问题时，首先要确定状态空间及参数集合，然后确定它的一步转移概率。关于这一概率的确定可以由问题的内在规律得到，也可以由过去经验给出，还可以根据观测数据来估计。

第三节　基于马尔可夫链的水面舰艇作战减员辅助决策

战前对减员进行评估具有十分重要的意义，它是卫勤组织指挥的主要工作之一。减员评估对于现代海战是一项相当复杂的系统工程，在国内外卫勤领域是一个重大难题，涉及参战双方各类人员的素质、武器的杀伤力、战场环境等诸多影响因素，以及对这些因素的定量描述方法。随着电子计算机技术和一系列新的科学算法的出现，给相关研究提供了新的手段和方法，使得减员评估这类复杂的研究课题有可能通过建立数学模型和采取作战模拟的方法进行多次重复性分析研究实现。本节在分析水面舰艇受打击特点的基础上，给出了计算舰艇作战减员的一种转移概率矩阵的方法，提出了在多波次武器攻击下舰艇上各个系统的作战减员概率评估方法，并对不同系统分布的计算结果进行了比较，为水面舰艇作战减员评估提供了一种有效方法。

一、基于马尔可夫链的水面舰艇作战减员分析

考虑水面舰艇被多次打击后的作战减员评估问题，可以发现其第 $n(n>1)$ 次打击后舰艇损伤减员情况只与第 $n-1$ 次打击后舰艇的状态有关，而与之前的打击无关，故舰艇多次打击过程具有无后效性，是马尔可夫过程；同时，舰艇遭受打击的时间是离散的，舰艇的损伤情况也是离散的，故多次打击过程是一个马尔可夫链。

1. 算法说明

不同结构的水面舰艇由于其舰体结构、材料强度及舱室布局的不同,考虑到来袭反舰导弹或鱼雷性能的差别,其所能承受的打击次数也不同。

舰艇舱室一般包括以下多种类型:

(1) 机、炉舱:机舱设在舰体中部水线以下,舱内安装主机和辅机。炉舱设在机舱前面。机、炉舱是舰上最大的舱室,也是舰体承受重量最大的部位,因此该舱室的结构较坚固。

(2) 油、水舱:它的位置靠近机、炉舱,不仅供应油、水方便,且管路短、重量轻、抗损性强。一般均将机、炉舱下双层底的空间做油、水舱。

(3) 弹药舱:它的位置在发射武器的附近水线以下,距离机、炉舱和舷部有一定的距离。该舱底部常为双层底,可以保持舱内较低温度且不易被敌人武器破坏。

(4) 指挥仪、电罗经舱:这 2 个舱室设在下甲板中段。当舰艇摇摆时这个部位较稳定,可减轻对仪器工作的影响。

(5) 声呐舱:设在靠近舰首的底部,远离螺旋桨,以免工作时受螺旋桨噪声的影响。

(6) 住舱:各部门人员的住舱一般靠近各自战斗部位,一般主甲板以下的舱室为住舱。

(7) 医务室:这个舱室要求便于舰上各部位伤员的运送、颠簸较小,所以一般设在舰体中段。

(8) 各种仓库:包括器材配件仓、粮食仓、被服仓等,这些舱室一般设在下甲板或平台以下的舱室内。

除以上舱室外,舰首端还有锚机舱、锚链舱,舰尾端还有舵机舱等。

不同的舱室所能承受的打击程度不同,其战位人员数量也不同。本节中定义关键部位是指只需一发命中弹即可摧毁、击沉或使舰艇失去作战能力的部位,例如弹药库、动力室、油料库等,设其被命中的概率为 $P_{毁}$。

基本假设:① 命中概率沿舰船纵向中心轴均匀分布;② 命中后不考虑可能带来的二次损伤;③ 武器破坏半径内的该舱室人员列为减员。

文中符号约定:$C(m)$ 为舰艇长;$C_i(i=1,2,3,\cdots,n)$ 为各舱室沿纵向中心轴方向长度,n 为舱室个数;$r_i\%(i=1,2,3,\cdots,n)$ 为舰艇各舱室人员百分比,r 为该型舰船人员总数;C_P 为舰船关键部位的长度。

2. 水面舰艇舱室命中概率以及该舱室相应减员概率的计算

设舰艇舱室的纵向分布如图 6.1 所示。

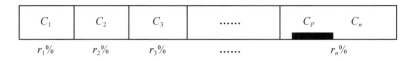

图 6.1　某型舰船舱室及关键部位分布

采用蒙特卡罗法计算 1 次命中后各舱室的损坏概率,思路是:已知预定武器的命中散布,采用蒙特卡罗法模拟各舱室累加命中次数,累加次数除以模拟次数即可得出 1 次命中后各舱室的损坏概率,进而由舰艇各舱室人员百分比可计算出该舱室相应减员程度概率。具体计算流程如图 6.2 所示。

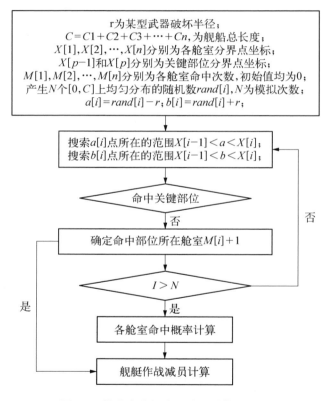

图 6.2　舱室命中概率及减员计算流程图

说明:I 为各舱室命中次数之和,$I = \sum_{i=1}^{n} M[i]$

3. 计算一步转移概率

由切普曼-柯尔莫哥洛夫方程,$P(n) = [P(1)]^n$,即损伤 n 步转移概率矩阵可由损伤一步转移概率矩阵获得。进行多次打击计算实际上就是要求我们计算出受到 n 次打击后舰艇处于某一损伤状态的概率。这就意味着，在已知初始状态的情况下，要计算舰艇受到 n 次打击后处于某一损伤等级的概率就必须要求出舰艇的 n 步转移概率矩阵 $P(n)$，而 $P(n)=[P(1)]^n$，至此，多次打击问题最后归结为求一步转移概率矩阵的问题。若要得到一步转移概率矩阵，必须求出矩阵中的每一个元素 p_{ij}。在计算时依然可采用蒙特卡罗法，模拟二次打击（第二次打击的模拟建立在第一次打击后舰艇发生损伤的基础上），将第一次打击后和第二次打击后舰艇的损伤情况进行比对，然后根据比对结果，将损伤由状态 $i(i\in E)$ 转向状态 $j(j\in E)$ 统计次数累加；最后将状态 i 转向状态 j 累加次数除以模拟次数，即可得出损伤一步转移概率矩阵 $P(1)$。

4. 水面舰艇遭受多次命中时的减员评估

由一步转移概率矩阵 $P(1)$ 可计算出水面舰艇经受 n 次打击后的概率矩阵 $P(n)$，进而可计算出各舱室命中概率，再由舱室战位人员分布情况计算出舰艇减员情况。

二、模型应用及分析

设某型舰艇的纵向系统分布如图 6.3 所示，舰艇长 C 为 100 m，设武器破坏半径为 5 m。则该型舰艇被命中 5 次的减员计算过程如下：

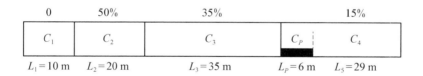

图 6.3　某型舰艇系统的纵向分布图

第一次命中：分析可知，确定状态空间：$S_1=\{0\}$，$S_2=\{50\%\}$，$S_3=\{35\%\}$，$S_4=\{15\%\}$，$S_5=\{50\%,35\%\}$，$S_6=\{100\%\}$，表示水面舰艇舱室被第一次命中后可能出现的所有 6 种结果；则水面舰艇舱室被第一次命中后每种状态结果的减员概率如下：$P_{S_1}=5\%$，$P_{S_2}=20\%$，$P_{S_3}=25\%$，$P_{S_4}=24\%$，$P_{S_5}=10\%$，$P_{S_6}=16\%$。

第二次命中：分析可知，确定状态空间：$S_1=\{0\}$，$S_2=\{50\%\}$，$S_3=\{35\%\}$，$S_4=\{15\%\}$，$S_5=\{50\%,35\%\}$，$S_6=\{50\%,15\%\}$，$S_7=\{35\%,15\%\}$，$S_8=\{100\%\}$。则水面舰艇舱室被第二次命中后每种状态结果减员概率的计算如下：由第三步计算可得一步转移概率矩阵（矩阵内数值均为百分数）

$$P(1) = \begin{array}{c} \\ 0 \\ 50 \\ 35 \\ 15 \\ (50,35) \\ (50,15) \\ (35,15) \\ 100 \end{array} \begin{array}{cccccccc} 0 & 50 & 35 & 15 & \binom{50}{35} & \binom{50}{15} & \binom{35}{15} & 100 \\ \left[\begin{array}{cccccccc} 5 & 20 & 25 & 24 & 10 & 0 & 0 & 16 \\ 0 & 25 & 0 & 0 & 35 & 24 & 0 & 16 \\ 0 & 0 & 30 & 0 & 30 & 0 & 24 & 16 \\ 0 & 0 & 0 & 29 & 10 & 20 & 25 & 16 \\ 0 & 0 & 0 & 0 & 60 & 0 & 0 & 40 \\ 0 & 0 & 0 & 0 & 0 & 49 & 0 & 51 \\ 0 & 0 & 0 & 0 & 0 & 0 & 54 & 46 \\ 0 & 0 & 0 & 0 & 0 & 0 & 0 & 100 \end{array}\right] \end{array}$$

第三次命中：$P(3) = [P(1)]^3$；第四次命中：$P(4) = [P(1)]^4$；第五次命中：$P(5) = [P(1)]^5$。

某型舰艇舱室被命中 5 次概率以及该舱室相应减员概率的计算结果见表 6.1。

表 6.1　某型舰艇舱室被命中 5 次减员概率模拟计算结果

命中次数	减员评估（%）						
	0%	15%	35%	50%	65%	85%	100%
1	0.050 0	0.240 0	0.250 0	0.200 0	—	0.100 0	0.160 0
2	0.002 5	0.081 6	0.087 5	0.180 0	0.096 0	0.234 0	0.318 4
3	0.000 1	0.024 3	0.026 9	0.121 7	0.077 8	0.196 1	0.553 2
4	0.000 0	0.007 1	0.008 1	0.073 8	0.046 7	0.133 6	0.730 8
5	0.000 0	0.002 1	0.002 4	0.042 4	0.025 2	0.084 6	0.843 2

通过仿真计算可知，舰艇战伤减员与舰艇舱室结构、舰艇舱室人数、武器破坏半径、武器命中次数等有很大关系。随着舰艇被命中次数的增加，减员向大概率状态转移，战伤减员数会明显增加。因此，要降低战伤减员数，除了加强战场救护外，应强化舰艇防护能力，特别是要加强舰艇关键部位的防护。

本节通过分析舰艇被多次命中的特点，将随机过程中的马尔可夫链应用于舰艇被多次命中后的减员评估问题，给出了具体的计算过程和仿真流程，并通过示例分析了舰艇在被多次命中下的战伤减员状况，为水面舰艇减员评估提供了一种新的方法。由于不同型号的舰艇舱室结构有很大的不同，被命中后舱室内的系统不一定完全失效，对舱室人员也可能造成二次损伤等，有关水面舰艇减员评估问题有待进一步研究和探讨。

第七章　对策论与卫勤方案优选分析

对策论亦称竞赛论或博弈论,是解决具有斗争或竞争性质现象的数学理论和方法。对策论研究的是对策行为中斗争各方是否存在着最合理的行动方案,以及如何找到这个合理的行动方案的数学理论和方法。对策问题的特征是参与者为利益相互冲突的各方,其结局不取决于其中任意一方的努力而是各方所采取的策略的综合结果。

第一节　对策论的基本概念

一、对策的基本要素

1. 局中人

在一个对策行为(或一局对策)中,有权决定自己行动方案的对策参加者,称为局中人。通常用 I 表示局中人的集合.如果有 n 个局中人,则 $I=\{1,2,\cdots,n\}$。一般要求一个对策中至少要有两个局中人。

2. 策略集

一局对策中,可供局中人选择的一个实际可行的、完整的行动方案称为一个策略。参加对策的每一个局中人 i, $i \in I$,都有自己的策略集 S_i。一般地,每一个局中人的策略集中至少应包含两个策略。

3. 赢得函数(支付函数)

在一局对策中,各局中人选定的策略所形成的策略组称为一个局势,即若 s_i 是第 i 个局中人的一个策略,则 n 个局中人的策略组为

$$s=(s_1, s_2, \cdots, s_n) \tag{7.1}$$

就是一个局势。全体局势的集合 S 可用各局中人策略集的笛卡尔积表示,即

$$S=S_1 \times S_2 \times \cdots \times S_n \tag{7.2}$$

当局势出现后,对策的结果也就确定了。也就是说,对任意一个局势,$s \in S$,

局中人 i 可以得到一个赢得函数 $H_i(s)$。显然，$H_i(s)$ 是局势 s 的函数，称之为第 i 个局中人的赢得函数。这样，就得到一个向量赢得函数 $H(s) = (H_1(s), \cdots, H_n(s))$。

本节我们只讨论有两名局中人的对策问题，其结果可以推广到一般的对策模型中去。

二、零和对策

零和对策是一类特殊的对策问题。在这类对策中，只有两名局中人，每个局中人都只有有限个策略可供选择。在任一纯局势下，两个局中人的赢得之和总是等于零，即双方的利益是激烈对抗的。

设局中人 Ⅰ、Ⅱ 的策略集分别为

$$S_1 = \{\alpha_1, \cdots, \alpha_m\}, \quad S_2 = \{\beta_1, \cdots, \beta_n\}$$

当局中人 Ⅰ 选定策略 α_i，局中人 Ⅱ 选定策略 β_j 后，就形成了一个局势 (α_i, β_j)，可见这样的局势共有 mn 个。对任意一个局势 (α_i, β_j)，记局中人 Ⅰ 的赢得值为 a_{ij}，并称

$$A = \begin{bmatrix} a_{11} & a_{12} & \cdots & a_{1n} \\ a_{21} & a_{22} & \cdots & a_{2n} \\ \vdots & \vdots & \vdots & \vdots \\ a_{m1} & a_{m2} & \cdots & a_{mn} \end{bmatrix}$$

为局中人 Ⅰ 的赢得矩阵（或为局中人 Ⅱ 的支付矩阵）。由于假定对策为零和的，故局中人 Ⅱ 的赢得矩阵就是 $-A$。

当局中人 Ⅰ、Ⅱ 和策略集 S_1、S_2 及局中人 Ⅰ 的赢得矩阵 A 确定后，一个零和对策就给定了，零和对策又可称为矩阵对策并可简记成

$$G = \{S_1, S_2; A\}。$$

定义 1 设 $f(x, y)$ 为一个定义在 $x \in A$ 及 $y \in B$ 上的实值函数，如果存在 $x^* \in A$，$y^* \in B$，使得对一切 $x \in A$ 和 $y \in B$，有

$$f(x, y^*) \leqslant f(x^*, y^*) \leqslant f(x^*, y)$$

则称 (x^*, y^*) 为函数 f 的一个鞍点。

定义 2 设 $G = \{S_1, S_2; A\}$ 为矩阵对策，其中 $S_1 = \{\alpha_1, \alpha_2, \cdots, \alpha_m\}$，$S_2 = \{\beta_1, \beta_2, \cdots, \beta_n\}$，$A = (a_{ij})_{m \times n}$。若等式

$$\max_{1 \leqslant i \leqslant m} \min_{1 \leqslant j \leqslant n} \{a_{ij}\} = \min_{1 \leqslant j \leqslant n} \max_{1 \leqslant i \leqslant m} \{a_{ij}\} = a_{i*j*} \tag{7.3}$$

成立,记 $V_G = a_{i*j*}$,则称 V_G 为对策 G 的值,称使式(7.3)成立的纯局势 $(\alpha_{i*}, \beta_{j*})$ 为对策 G 的鞍点或稳定解,赢得矩阵中与 $(\alpha_{i*}, \beta_{j*})$ 相对应的元素 a_{i*j*} 称为赢得矩阵的鞍点,α_{i*} 与 β_{j*} 分别称为局中人 I 与 II 的最优纯策略。

给定一个对策 G,如何判断它是否具有鞍点呢? 为了回答这一问题,引入下面的极大极小原理。

定理 1　设 $G = \{S_1, S_2; A\}$,记 $\mu = \max_{1 \leqslant i \leqslant m} \min_{1 \leqslant j \leqslant n} \{a_{ij}\}$,$\upsilon = -\min_{1 \leqslant j \leqslant n} \max_{1 \leqslant i \leqslant m} \{a_{ij}\}$,则必有 $\mu + \upsilon \leqslant 0$。

定理 2　零和对策 G 具有稳定解的充要条件为 $\mu + \upsilon = 0$。

上述定理给出了对策问题有稳定解(简称为解)的充要条件。当对策问题有解时,其解可以不唯一;当解不唯一时,解之间的关系具有下面两条性质:

性质 1　无差别性。即若 $(\alpha_{i_1}, \beta_{j_1})$ 与 $(\alpha_{i_2}, \beta_{j_2})$ 是对策 G 的两个解,则必有 $a_{i_1 j_1} = a_{i_2 j_2}$

性质 2　可交换性。即若 $(\alpha_{i_1}, \beta_{j_1})$ 和 $(\alpha_{i_2}, \beta_{j_2})$ 是对策 G 的两个解,则 $(\alpha_{i_1}, \beta_{j_2})$ 和 $(\alpha_{i_2}, \beta_{j_1})$ 也是解。

三、零和对策的混合策略

具有稳定解的零和问题是一类特别简单的对策问题,它所对应的赢得矩阵存在鞍点,任一局中人都不可能通过自己单方面的努力来改进结果。然而,在实际遇到的零和对策中更典型的是 $\mu + \upsilon \neq 0$ 的情况。由于赢得矩阵中不存在鞍点,此时在只使用纯策略的范围内,对策问题无解。下面我们引进零和对策的混合策略。

设局中人 I 用概率 x_i 选用策略 α_i,局中人 II 用概率 y_j 选用策略 β_j,$\sum_{i=1}^{m} x_i = \sum_{j=1}^{n} y_j = 1$,记 $X = (x_1, \cdots, x_m)^\mathrm{T}$,$Y = (y_1, \cdots, y_n)^\mathrm{T}$,则局中人 I 的期望赢得为 $E(X, Y) = X^\mathrm{T} A Y$。

记

S_1^*：策略	$\alpha_1, \cdots, \alpha_m$
概率	$x_1, \cdots, x_m$

S_2^*：策略	$\beta_1, \cdots, \beta_n$
概率	$y_1, \cdots, y_n$

分别称 S_1^* 与 S_2^* 为局中人 I 和 II 的混合策略集。

定义 4　若存在 m 维概率向量 $\overline{X}$ 和 n 维概率向量 $\overline{Y}$,使得对一切 m 维概率向

量 X 和 n 维概率向量 Y 有

$$\overline{X}^{\mathrm{T}} A \overline{Y} = \max_{X} X^{\mathrm{T}} A \overline{Y} = \max_{Y} \overline{X}^{\mathrm{T}} A Y$$

则称 $(\overline{X}, \overline{Y})$ 为混合策略对策问题的鞍点。

定理 3　任意混合策略对策问题必存在鞍点，即必存在概率向量 $\overline{X}$ 和 $\overline{Y}$，使得：$\overline{X}^{\mathrm{T}} A \overline{Y} = \max_{X} \min_{Y} X^{\mathrm{T}} A Y = \min_{Y} \max_{X} X^{\mathrm{T}} A Y$。

使用纯策略的对策问题(具有稳定解的对策问题)可以看成使用混合策略的对策问题的特殊情况，相当于以概率 1 选取其中某一策略，以概率 0 选取其余策略。以下参考《军事运筹学》中一个案例：

例 1　A、B 为作战双方，A 方拟派两架轰炸机 I 和 II 去轰炸 B 方的指挥部，轰炸机 I 在前面飞行，II 随后。两架轰炸机中只有一架带有炸弹，而另一架仅为护航。轰炸机飞至 B 方上空，受到 B 方战斗机的阻击。若战斗机阻击后面的轰炸机 II，它仅受 II 的射击，被击中的概率为 0.3(I 来不及返回攻击它)。若战斗机阻击 I，它将同时受到两架轰炸机的射击，被击中的概率为 0.7。一旦战斗机未被击落，它将以 0.6 的概率击毁其选中的轰炸机。请为 A，B 双方各选择一个最优策略，即：对于 A 方应选择哪一架轰炸机装载炸弹？对于 B 方战斗机应阻击哪一架轰炸机？

解：双方可选择的策略集分别是

$$S_{\mathrm{A}} = \{\alpha_1, \alpha_2\}, \quad \alpha_1：轰炸机 I 装炸弹，II 护航$$
$$\alpha_2：轰炸机 II 装炸弹，I 护航$$

$$S_{\mathrm{B}} = \{\beta_1, \beta_2\}, \quad \beta_1：阻击轰炸机 I$$
$$\beta_2：阻击轰炸机 II$$

赢得矩阵 $R = (a_{ij})_{2 \times 2}$，$a_{ij}$ 为 A 方采取策略 α_i 而 B 方采取策略 β_j 时，轰炸机轰炸 B 方指挥部的概率，由题意可计算出：

$$a_{11} = 0.7 + 0.3 \times (1 - 0.6) = 0.82$$
$$a_{12} = 1, \quad a_{21} = 1$$
$$a_{22} = 0.3 + 0.7 \times (1 - 0.6) = 0.58$$

即

$$R = \begin{bmatrix} 0.82 & 1 \\ 1 & 0.58 \end{bmatrix}$$

易求得 $\mu = \max_{1 \leqslant i \leqslant 2} \min_{1 \leqslant j \leqslant 2} \{a_{ij}\} = 0.82$，$v = -\min_{1 \leqslant j \leqslant 2} \max_{1 \leqslant i \leqslant 2} \{a_{ij}\} = -1$。由于 $\mu + v \neq$

0，矩阵 R 不存在鞍点，应当求最佳混合策略。

现设 A 方以概率 x_1 取策略 α_1、概率 x_2 取策略 α_2；B 方以概率 y_1 取策略 β_1、概率 y_2 取策略 β_2。

先从 B 方来考虑问题。B 方采用 β_1 时，A 方轰炸机攻击指挥部的概率期望值为 $E(\beta_1) = 0.82x_1 + x_2$，而 B 方采用 β_2 时，A 方轰炸机攻击指挥部的概率的期望值为 $E(\beta_2) = x_1 + 0.58x_2$。若 $E(\beta_1) \neq E(\beta_2)$，不妨设 $E(\beta_1) < E(\beta_2)$，则 B 方必采用策略 β_1 以减少指挥部被轰炸的概率。故对 A 方选取的最佳概率 x_1 和 x_2，必满足：

$$\begin{cases} 0.82x_1 + x_2 = x_1 + 0.58x_2 \\ x_1 + x_2 = 1 \end{cases}$$

即

$$\begin{cases} a_{11}x_1 + a_{21}x_2 = a_{12}x_1 + a_{22}x_2 \\ x_1 + x_2 = 1 \end{cases}$$

由此解得 $x_1 = 0.7$，$x_2 = 0.3$。

同样，可从 A 方考虑问题，得

$$\begin{cases} 0.82y_1 + y_2 = y_1 + 0.58y_2 \\ y_1 + y_2 = 1 \end{cases}$$

即

$$\begin{cases} a_{11}y_1 + a_{12}y_2 = a_{21}y_1 + a_{22}y_2 \\ y_1 + y_2 = 1 \end{cases}$$

并解得 $y_1 = 0.7, y_2 = 0.3$。B 方指挥部被轰炸的概率的期望值 $V_G = 0.874$。

四、零和对策的线性规划解法

当 $m > 2$ 且 $n > 2$ 时，通常采用线性规划方法求解零和对策问题。

局中人 I 选择混合策略 $\overline{X}$ 的目的是使得

$$\overline{X}A\overline{Y} = \max_X \min_Y X^{\mathrm{T}}AY = \max_X \min_Y X^{\mathrm{T}}A\left(\sum_{j=1}^{n} y_j e_j\right)$$
$$= \max_X \min_Y \sum_{j=1}^{n} E_j y_j$$

其中，e_j 为只有第 j 个分量为 1 而其余分量均为零的单位向量，$E_j = X^{\mathrm{T}}Ae_j$。

记 $u \equiv E_k = \min\limits_{j} E_j$，由于 $\sum\limits_{j=1}^{n} y_j = 1$，$\min\limits_{Y} \sum\limits_{j=1}^{n} E_j y_j$，在 $y_k = 1$，$y_j = 0 (j \neq k)$ 时达到最小值 u，故 $\overline{X}$ 应为线性规划问题

$$
\begin{cases}
\max u \\
\text{s.t. } \sum\limits_{i=1}^{m} a_{ij} x_i \geqslant u, \ j = 1, 2, \cdots, n\,(\text{即}\ E_j \geqslant E_k) \\
\sum\limits_{i=1}^{m} x_i = 1 \\
x_i \geqslant 0, \ i = 1, 2, \cdots, m
\end{cases}
\tag{7.4}
$$

的解。

同理，$\overline{Y}$ 应为线性规划

$$
\begin{cases}
\min v \\
\text{s.t. } \sum\limits_{j=1}^{n} a_{ij} y_j \leqslant v, \ i = 1, 2, \cdots, m \\
\sum\limits_{j=1}^{n} y_j = 1 \\
y_j \geqslant 0, \ j = 1, 2, \cdots, n
\end{cases}
\tag{7.5}
$$

的解。由线性规划知识可知，式(7.4)与(7.5)互为对偶线性规划，它们具有相同的最优目标函数值。

不妨设 $u > 0$，作变换

$$
x_i' = \frac{x_i}{u}, \ i = 1, 2, \cdots, m
$$

则线性规划问题(7.4)化为

$$
\begin{cases}
\min \sum\limits_{i=1}^{m} x_i' \\
\text{s.t. } \sum\limits_{i=1}^{m} a_{ij} x_i' \geqslant 1, \ j = 1, 2, \cdots, n \\
x_i' \geqslant 0, \ i = 1, 2, \cdots, m
\end{cases}
$$

同理，作变换

$$
y_j' = \frac{y_j}{v}, \ j = 1, 2, \cdots, n
$$

则线性规划问题(7.5)化为

$$
\begin{cases}
\max \sum\limits_{j=1}^{n} y'_j \\
\text{s.t. } \sum\limits_{j=1}^{n} a_{ij} y'_j \leqslant 1,\ i=1,\ 2,\ \cdots,\ m \\
y'_j \geqslant 0,\ j=1,\ 2,\ \cdots,\ n
\end{cases}
$$

这是线性规划的典型问题,可用第二章单纯形法求解。

第二节　信息化海战场环境下机动卫勤分队保障策略

海上机动卫勤分队是现代信息化局部战争和海上突发事件卫勤保障的应急保障力量,主要遂行舰艇编队在战时执行战略或战役机动卫勤支援保障任务,对其保障能力的分析和保障策略的研究不能脱离对海战场环境复杂性及特殊性的考虑。战场环境是敌我双方作战的共同基础,是决定战争胜败的重要因素之一。随着信息技术广泛地运用于现代武器装备系统,战场环境由平面式转向由陆、海、空、天、电磁五位一体,卫勤分队随舰艇出海执行任务时,面临海战场环境的影响较大,如电磁干扰环境会影响卫生装备的正常使用,进而影响整个分队的保障能力。战时,卫勤保障任务往往比较明确,但面临的海战场环境却比较复杂,存在的不确定性因素较多,面对此种情形,如何选择最合适的海上机动卫勤分队执行任务就成为卫勤决策的一个难题。本节从实战化的角度出发,分析了分队在不同类型海战场环境中的保障能力情况,结合对策论,给出了保障策略的选择方法。

一、海上机动卫勤分队及海战场环境影响策略分析

对策论亦称博弈论,是研究具有斗争或竞争性质现象的数学理论和方法。对策的基本要素包括局中人、策略集和赢得函数。局中人的集合用 I 表示,如果有 n 个局中人,则 $I=\{1,\ 2,\ \cdots,\ n\}$。在一局对策中,可供局中人选择的一个实际可行的、完整的行动方案称为一个策略,策略集用 S_i 表示。在一局对策中,各局中人选定的策略所形成的策略组称为一个局势,对任一局势 $s \in S$,局中人 i 可以得到一个赢得函数 $H_i(s)$,称之为第 i 个局中人的赢得函数,以此,可以得到一个向量赢得函数 $H(s)=(H_1(s),\ \cdots,\ H_n(s))$。

执行某次海上卫勤保障任务,假设目前可供选择的海上机动卫勤分队有 3 支: A、B、C,3 支分队各有所长,分队 A 信息化水平强,分队 B 环境适应能力强,分队 C 组织指挥效能高。因此,海上机动卫勤分队选择问题的策略集为:$S_1 = \{\alpha_1,\ \alpha_2,\ \alpha_3\}$,其中,$\alpha_1$,$\alpha_2$,$\alpha_3$ 分别表示 A、B、C 三支海上机动卫勤分队的策略。

考虑战区海战场环境的复杂性,其对海上机动卫勤分队保障能力的影响主要包括三个因素:

1. 电磁环境

随着战争形态向信息化转型,电磁空间成为夺取现代战争主动权的关键,电磁环境成为战场环境新的构成要素。信息化战争是在复杂多变的电磁环境中进行的,战场的电磁环境效应作用于装备系统,会影响以电磁波为工作媒介的电子装备的作战效能,决定着部队在战场的生存能力。由于卫勤分队所使用的电子信息系统,具有种类繁多、型号各异、分布散乱、需求多样的特点,电磁环境的复杂程度与干扰强弱对分队卫勤保障能力的影响较大。评价战场电磁环境的指标主要是电子对抗能力,电子对抗能力主要包括电子干扰系统的工作频率、频率范围,随着作战对象和对方装备性能的改变表现出强或弱的适应能力。

2. 天候

天候条件可分为天气条件和气候条件。天候条件对分队保障能力的影响主要是通过天候条件对保障行动的影响而达成。天候条件因素包括阴晴、冷暖、气温、气压、雨、雪、雾、风等因素,天候条件对部队战时的运动能力、通讯等都会造成很大的影响。例如雨、雪、雾天的能见度会影响通讯信号强度,温度高低会直接影响作战人员的伤亡率。在恶劣的自然条件下,天气严寒易引发冻伤,天气炎热容易导致中暑,都会使人员非战斗减员率大幅度上升。

3. 海况

海况主要包括两方面内容,一是在风力作用下的海面外貌特征。二是海区的物理、化学、生物等情况。海况对分队保障的影响主要是通过海况条件对海上保障行动的影响而达成的。海水受到引潮力的作用,产生海浪。巨浪能使舰船剧烈摇动,造成人员眩晕呕吐,使人员发生撞击伤。当风浪达到 6 级以上时,即使是千吨以上级别的舰船也会剧烈摇摆颠簸,导致舰员或承载人员晕船呕吐,难以入睡,使卫生装备难以正常使用,直接影响分队的保障能力。与此同时海况条件会直接影响作战落水人员的存活时间和对其救护的难度。

以上三个因素能够随机组合出 8 种类型的海战场环境,即

(1)电磁干扰强、天候好、海况好;

(2)电磁干扰强、天候好、海况差;

（3）电磁干扰强、天候差、海况好；

（4）电磁干扰强、天候差、海况差；

（5）电磁干扰弱、天候好、海况好；

（6）电磁干扰弱、天候好、海况差；

（7）电磁干扰弱、天候差、海况好；

（8）电磁干扰弱、天候差、海况差。

由此可得海战场环境的策略集：$S_2 = \{\beta_1, \beta_2, \beta_3, \beta_4, \beta_5, \beta_6, \beta_7, \beta_8\}$。

二、计算赢得矩阵

由于三支分队各有所长，分队 A 信息化水平强，分队 B 环境适应能力强，分队 C 组织指挥效能高，在不同类型的海战场环境下，其保障能力差异较大。赢得矩阵的计算可以通过对海上机动卫勤分队保障能力的评估结果来实现。本节研究采用灰色关联分析进行评估计算，以减少人为因素干扰，体现评价的科学性、合理性、公平性。

1. 海上机动卫勤分队保障能力评价指标体系的构建

海上机动卫勤分队保障能力评估是一个多因素复杂系统的评价问题，因素指标选择太多会增加量化和计算的复杂性，选取评价指标还要考虑到能充分反映分队保障能力的因素，突出重要因素的影响。通过对海上机动卫勤分队保障能力构成要素的分析，并结合专家咨询意见，明确其保障能力主要包括 8 个方面，评价指标体系见图 7.1。

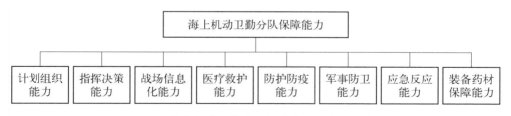

图 7.1　海上机动卫勤分队保障能力评价指标体系

（1）计划组织能力：包括卫勤编组、方案预案制定、平转战能力、力量展开、卫勤人力物力筹划和使用能力等；

（2）指挥决策能力：包括指挥控制、指挥保障、调度和运用卫勤力量、控制协调、卫勤指挥自动化水平等；

（3）战场信息化能力：包括医疗卫生装备信息化水平、抗电磁干扰能力等；

（4）医疗救护能力：包括战伤救治规则掌握程度、常规武器伤救治能力、新概念武器伤救治能力、战时心理损伤防治能力等；

（5）防护防疫能力：包括消杀灭能力、疫情侦查、疫情处理、核化生武器伤的诊断救治及防护、洗消能力等；

（6）军事防卫能力：包括军事素养、舰艇条例、安全意识、警戒防卫等；

（7）应急反应能力：包括人员展开、快速反应、预案实施等；

（8）装备药材保障能力：包括通讯能力、远程会诊、卫生装备配备及管理、装备现代化、战救药品、战时常备药材管理等。

2. 基于灰色关联分析的赢得矩阵计算

灰色关联度分析是一种多因素统计分析方法。它是以各因素的样本数据为依据用灰色关联度来描述因素间相关性的强弱。与传统的多因素分析方法相比,灰色关联度分析对数据要求低,考虑了所有给出的信息,不会造成数据的失真。

灰色关联度排序法步骤：

（1）对原始数据（指标值）进行规范化处理

由于各指标的量纲不一样,指标值的数量级也差别很大。为了能够用这些数据进行综合评价,首先要对原始数据进行无量纲化处理,对指标值规范化处理的方法通常有以下两种：

效益型指标：

$$r_{ij} = \frac{x_{ij} - \min\{x_{ij}\}}{\max\{x_{ij}\} - \min\{x_{ij}\}} \quad i = 1, 2, \cdots, m; j = 1, 2, \cdots, n \quad (7.6)$$

成本型指标：

$$r_{ij} = \frac{\max\{x_{ij}\} - x_{ij}}{\max\{x_{ij}\} - \min\{x_{ij}\}} \quad i = 1, 2, \cdots, m; j = 1, 2, \cdots, n \quad (7.7)$$

（2）选定母指标

可选取对综合评价影响最重要的指标作为母指标,根据最优序列的定义,可取各规范化指标值中的最大值作为参考序列。

（3）计算关联系数

$$y_j(k) = \frac{a + \rho b}{\Delta_j(k) + \rho b}, j = 1, 2, \cdots, m; k = 1, 2, \cdots, n \quad (7.8)$$

其中：
$$\begin{cases} \Delta_j(k) = x'_{kj} - x'_{ki}, j = 1, 2, \cdots, m; k = 1, 2, \cdots, n \\ a = \min_{1 \leqslant k \leqslant n}\left\{\min_{1 \leqslant j \leqslant m}\{\Delta_j(k)\}\right\} = 0 \\ b = \max_{1 \leqslant k \leqslant n}\left\{\max_{1 \leqslant j \leqslant m}\{\Delta_j(k)\}\right\} \\ \rho = 0.5 \end{cases}$$

x'_{kj} 与 x'_{ki} 指代各评价指标与母指标之间的计算。

（4）求 r_j

$$r_j = \frac{1}{n} \sum_{k=1}^{n} y_j(k), \ j = 1, 2, \cdots, m \tag{7.9}$$

（5）求出关联度及各指标对应的权数 r'_j

$$r'_j = r_j / (r_1 + r_2 + \cdots + r_m), \ j = 1, 2, \cdots, m \tag{7.10}$$

（6）构造综合评判模型

$$Z_k = r'_1 x_{k1} + r'_2 x_{k2} + \cdots + r'_m x_{km}, \ k = 1, 2, \cdots, n \tag{7.11}$$

由综合评判模型可得出海上机动卫勤分队保障能力的综合得分,进而得到赢得矩阵 A。

三、计算最优策略

设局中人 Ⅰ 用概率 x_i 选用策略 α_i,局中人 Ⅱ 用 y_j 概率选用策略 β_j,$\sum\limits_{i=1}^{m} x_i = \sum\limits_{j=1}^{n} y_j = 1$,记 $X = (x_1, \cdots, x_m)^T$,$Y = (y_1, \cdots, y_n)^T$,则局中人 Ⅰ 的期望赢得为 $E(X, Y) = X^T A Y$。

若存在 m 维概率向量 $\overline{X}$ 和 n 维概率向量 $\overline{Y}$,使得对一切 m 维概率向量 X 和 n 维概率向量 Y 有 $\overline{X}^T A \overline{Y} = \max\limits_X X^T A \overline{Y} = \min\limits_Y \overline{X}^T A Y$,则称 $(\overline{X}, \overline{Y})$ 为混合策略对策问题的鞍点。

然而,通过分析可知,海战场环境下机动卫勤分队保障策略赢得矩阵 A 不存在鞍点,在使用纯策略的范围内,对策问题无解,故引进零和对策的混合策略。现设 A 以概率 x_1 取策略 α_1、以概率 x_2 取策略 α_2;B 以概率 y_1 取策略 β_1、以概率 y_2 取策略 β_2。当 $m > 2$ 且 $n > 2$ 时,上述博弈问题可采用线性规划方法求解最优策略,由第一节内容可知问题最终可转化为求解下述线性规划问题:

$$\begin{cases} \max \sum\limits_{j=1}^{n} y'_j \\ \text{s.t. } \sum\limits_{j=1}^{n} a_{ij} y'_j \leqslant 1, \ i = 1, 2, \cdots, m \\ y'_j \geqslant 0, \ j = 1, 2, \cdots, n \end{cases}$$

四、案例分析

出于真实数据的保密要求,这里主要结合案例介绍方法应用的过程。考虑分队实际情况,3 支分队在电磁干扰强、天候好、海况好这一种类型的海战场环境下的打分结果,即原始数据如表 7.1 所示。打分可由本领域权威专家给出或结合基地化训练评估结果给出。

表 7.1　海上机动卫勤分队保障能力评价指标数据

序号	评　价　指　标							
	计划组织能力	指挥决策能力	战场信息化能力	医疗救护能力	防护防疫能力	军事防卫能力	应急反应能力	装备药材保障能力
A	—	—	—	—	—	—	—	—
B	—	—	—	—	—	—	—	—
C	—	—	—	—	—	—	—	—

采用灰色关联度排序法计算过程如下:

1. 对原始数据规范化处理

见表 7.2。

表 7.2　海上机动卫勤分队保障能力评价指标规范化处理后数据

序号	评　价　数　据							
	计划组织能力	指挥决策能力	战场信息化能力	医疗救护能力	防护防疫能力	军事防卫能力	应急反应能力	装备药材保障能力
A	—	—	—	—	—	—	—	—
B	—	—	—	—	—	—	—	—
C	—	—	—	—	—	—	—	—

2. 确定参考序列

根据最优序列的定义,取各规范化指标值中的最大值作为参考序列。

3. 计算关联系数和关联度

将表 7.2 中数据代入式(7.10),可得关联度及各指标对应的权数,见表 7.3。

表 7.3　关联度及各指标对应的权数

r_1	r_2	r_3	r_4	r_5	r_6	r_7	r_8
r_1'	r_2'	r_3'	r_4'	r_5'	r_6'	r_7'	r_8'
—	—	—	—	—	—	—	—

4. 计算海上机动卫勤分队保障能力综合评价结果

根据公式(7.11),计算出海上机动卫勤分队保障能力的综合评价得分,见表7.4。

表 7.4　海上机动卫勤分队保障能力综合评价结果

综合评价　　　　　分队	A	B	C
Z_k	—	—	—

同理,可得出在8种类型下海上机动卫勤分队保障能力评估结果,进而得到赢得矩阵 A,结合本节第三部分内容计算最优策略。通过计算,如果赢得矩阵不存在鞍点,要达到双方的期望,必须使用最优混合策略。严格地说,无鞍点矩阵对策在混合策略意义下的解更适合用于多次重复对抗,军事决策是一次进行的决策,其选择概率可以辅助指挥员决策。

本节利用对策论的相关方法,分析了信息化海战场环境对机动卫勤分队选择策略的影响。对策问题的特征是参与者为相互冲突的各方,其结局不取决于其中任意一方的努力而是各方所采取的策略的综合结果,面对复杂海战场环境的不确定性因素影响,研究成果可为海上机动卫勤分队执行任务时的选择决策提供一种科学、有效的依据。

第八章　数据挖掘与医疗救治流程优化分析

21世纪是一个高度信息化的时代,随着信息化平台建设发展带来的医疗信息越来越丰富,如何从大量的医疗数据中提取有利于服务管理决策和临床实践的数据显得尤为重要,而数据挖掘技术在医学研究方面的应用也就应运而生。本章将详细介绍数据挖掘技术在医学领域的应用,以期为医疗救治流程优化提供一种新的研究方法。

第一节　医疗救治流程优化基本问题分析

一、救治流程优化简介

1. 流程优化的定义

流程,就是指一系列的、连续的、有规律的活动,这些活动以特定的方式进行,并导致特定的结果产生。流程优化,就是指辨析理解现有流程,通过对现有流程进行系统地优化改良,产生新流程。

2. 救治流程优化的原则

救治流程优化时主要遵循以下几个原则:

(1)以伤员为中心:救治流程优化过程中,要始终坚持"以伤员为中心",使伤病员得到的医疗救治及时、方便、快捷、有效,力争缩短等待时间。

(2)以效率为目标:流程管理的核心目的在于增值。流程优化就是要让流程的增值环节得到提升,对非增值环节进行弱化,甚至取消。救治流程优化的目的就是在卫生资源有限甚至不足的情况下,可以更多、更快、更好地救治伤病员。

(3)以需求为指引:在流程设计分析中注重整体考虑,包括各救治流程间的衔接、组合及各类医疗资源的有效组合等,要把整个救治机构放在一个完整的医疗体系中进行考量,最大程度地优化救治机构的资源及流程配置。

3. 救治流程优化的目标

现代海战具有信息化、智能化、武器多、人员集中、环境特殊、伤情复杂，特别是一线抢救、救治十分困难的特点。因此，探索现代海战伤员特点和救治措施，对做好新时期军事斗争准备，完成未来可能发生的大批量海战伤员救治任务，提高救治质量具有十分重要的意义。

流程优化的整体目标是在业务、技术、经济三个层面上，实现伤员流、物流、救治信息流的有序管理，提高救治水平，直接或间接地节约卫生资源，提升医疗管理机构的领导水平，减少医务人员工作量。优化目标具体体现在以下几个方面。

（1）从伤员的救治需要出发：体现以伤员为中心的原则，从伤员救治需要的角度合理安排救治流程，而不是让伤员去适应救治部门按工作需要设置的组室结构和作业方式。通过救治流程重组，减少不必要的重复和损耗，减少不必要的等候时间，降低医疗差错，控制卫生物资损耗，增进人性化服务，从而节省整体救治时间，提高救治质量。

（2）从卫生人员的救治可能出发：通过救治流程重组，提高卫生人员的救治意识和技术，并尽可能为卫生人员的工作提供便利和支持，从而提高其工作效率，降低工作差错，减少不必要的处置和操作，减轻工作负担，节省人力资源。

（3）从卫生资源利用的角度出发：对救治流程的各环节进行优化，减少原有不必要的环节，从而节省人力、物力和药品器材，降低救治成本，提高救治效率，并在实现信息化的基础上，实现各级工作量的考核、卫生资源利用、效益分析，进而根据这些数据，从卫生资源有效利用的角度对整体救治实现宏观和微观的调控。

（4）从管理人员的角度出发：通过救治流程的改造，改善各组室人员编配与救治需要的不协调而导致的各组室忙闲布局不均的情况；从而有效利用卫生资源，缓解部分组室伤员等候时间过长，影响救治时机的现象，提高整体的救治质量。通过信息平台，促进医疗部门内部的信息交换和共享，方便信息的查询和分析，为医疗管理人员决策提供支持。

二、医疗救治流程优化方法分析

1. 临床路径

临床路径（clinical pathway，CP）是指针对某一种疾病建立一套标准化的治疗模式与治疗程序，以循证医学证据和指南为指导，最终起到规范医疗行为、减少变异、降低成本、提高救治质量的作用。

学术界对临床路径也进行了大量的研究，初步形成了疾病诊断及评估的行业标准。英国、日本、澳大利亚、新加坡医院和社区医疗机构于 20 世纪 90 年代以后逐渐开始，并已经广泛推广和采用这些行业标准，其研究主要集中在外科、产科及护理学上。研究一般采用临床试验的方式，即确定某条临床路径，选择试验组和对照组，将临床路径在试验组实施。普遍的研究结果认为，临床路径的实行可有效缩短平均住院日，是一种有效的质量管理和成本控制的工具。

1998 年以后，临床路径已经在我国一些医院中得到研究和应用，所涉及的疾病和手术主要有急性心肌梗死、高血压、剖宫产、骨科膝关节镜手术、胆囊切除术、糖尿病、胃癌、肺炎、充血性心力衰竭、子宫平滑肌瘤手术等。

2. 模拟仿真

近年来，在对复杂系统的研究方面，计算机仿真已成为一个主要的技术手段，通过计算机程序来仿真客观系统的运作过程是一种非常有效的方法和手段。MedModel 是专门用于研究医疗保健系统运行模式的仿真软件，运用其对复杂的医疗系统进行模拟，可以精确地分析流程瓶颈和各项医疗指标。MedModel 所具有的强大建模功能几乎可以模拟卫生保健系统的任何运行环节。对救援流程和医学保障组人员分配进行优化，为卫勤保障能力的评估提供了新的手段和方法。

3. 排队论

排队论（queuing theory）就是通过对服务对象到来及服务时间的统计研究，得出这些数量指标（等待时间、排队长度、忙期长短等）的统计规律，然后根据这些规律来改进服务系统的结构或重新组织被服务对象，使得服务系统既能满足服务对象的需要，又能使机构的费用最经济或某些指标最优。通过对患者排队时间的优化，医院门急诊人次增长 95％、住院人次增长 72％。

综合以上分析，医疗救治流程优化的分析手段主要集中在对病例病理特征的经验分析以及借助模型与算法的辅助决策上。近年来，随着大数据及医疗救治向智能化、现代化方向的发展以及医院信息的积累越来越丰富，为医学研究提供了方便和研究价值，数据挖掘技术也就应运而生。

三、基于数据挖掘的决策树理论在医疗领域的应用研究

数据挖掘（data mining）就是从大量的、不完全的、有噪声的、模糊的、随机的原始数据中，提取隐含在其中的、人们事先不知道的，但又是潜在有用、可信、新颖的信息和知识的过程。图 8.1 介绍了数据挖掘的形成过程。

目前，最常用的数据挖掘方法包括：决策树、近邻算法和神经网络、关联规则等。

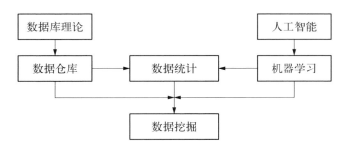

图 8.1　数据挖掘的形成过程

1. 决策树基础理论简介

（1）决策树的定义：决策树（decision tree）是用于分类和预测的主要技术，它着眼于从一组无规则的样例推理出决策树表示形式的分类规则，采用自顶向下的递归方式，从而在决策树的内部节点进行属性值的比较，并根据不同属性判断从该节点向下分支，从而在决策树的叶节点得到结论。

（2）决策树的发展：决策树技术是于 20 世纪 60 年代由 Hunt 等人研究人类概念建模时建立的学习系统（concept learning system，CLS）。它是迄今为止发展最为成熟的一种概念学习方法，几十年间，不断有新的决策树算法被提出，为各科学领域的研究提供了帮助。

① ID3 算法，由 J.R. Quinlan 提出，以信息熵和信息增益作为衡量标准。

② 1984 年，L.Breiman 等提出 CART（分类和回归树）算法，其主要思想是选择具有最小基尼指数的属性为测试属性生成决策树。

③ C4.5 算法，是对 ID3 算法的改进，弥补 ID3 算法在派尘规则、剪枝技术和预测变量缺值处理等方面的不足。

④ 1996 年，M.Mehta 和 R.Agrawal 等人提出 SLIQ 算法，通过采取属性列表、分类列表、类直方图很好地解决了分类中数据量超过内存容量的问题。

⑤ 1996 年，R.Agrawal 和 J.Shafer 等提出了 SPRINT 分类方法。和 SLIQ 算法一样，SPRINT 算法也解决了内存空间的问题，但两者的处理方式不同，SPRINT 算法具有并行处理问题的特点。

⑥ 1998 年，J.Genrke 和 R.Ramakrishnan 等提出了 Rain Forest 分类算法，主要应用于大规模数据集快速建树的分类问题。其主要思想是根据每一次计算之后的计算机内存情况合理调整数据集大小，合理使用内存资源。

⑦ 2000 年，PUBLIC 算法由 R.Rastogi 和 K.Shim 提出，具有 CART 算法的优点。除此之外，由于 PUBLIC 算法将建树阶段和修剪阶段合并，其剪枝效率也更佳。

⑧ 2005 年,C-模糊决策树算法诞生,它是由 W.pedrycz 和 A.Zenon 提出的。采用的模糊聚类方法改进了传统决策树的建树过程,可直接处理连续型数据,并且可以同时考虑多个属性。

⑨ 2007 年,C.Qi 改进了模糊决策树算法,即在测试属性时,若为多值或者连续属性,那么可以根据模糊理论在模糊化后计算得出熵,其他属性依旧按照传统的计算方法得出。

(3) 决策树的基本流程:决策树是一种常见的树形结构,一个典型的决策树由一个根节点、若干个内部节点和若干个叶节点组成。叶节点与决策结果相对应,其他每个内部节点表示一个属性测试,每个分支代表一个测试输出,每个叶节点代表一种类别。决策树一般分为构成和剪枝两个步骤,其工作流程如图 8.2 所示:

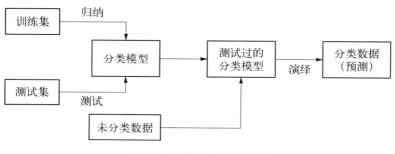

图 8.2　决策树工作流程图

(4) 决策树的典型算法:决策树的典型算法有 ID3、C4.5 和 CART 等。最常用的、最经典的是 C4.5 算法,它在决策树算法中的主要优点是形象直观。C4.5 基于生成的决策树中节点所含的信息熵最小的原理,它把信息增益率作为属性选择的度量标准,可以得出很容易理解的决策规则。

第二节　基于决策树的医疗救治流程优化分析

一、基于 C4.5 的医疗救治流程优化及规则挖掘算法设计

由于医疗救治过程是一个非线性、时变系统并涉及众多参数,试图用准确的数学解析式来描述参数的变化与救治效率之间的关系十分困难。本节拟采用 C4.5 算法来构造决策树并通过决策树获取不同精度的控制规则,以发现医疗救治过程病理属性的变化与救治效率之间的关联,再利用这些规则实现医疗救治过程的优

化与控制。基于 C4.5 算法的医疗救治流程优化及规则挖掘算法计算过程如下：

1. 训练集的获取

不同于其他数据挖掘应用过程，医学上可以通过大量临床病人数据作为样本集，而无须通过随机生成一组属性数据进而通过重复该操作 n 次来得到包含 n 个样本的训练集。

2. 属性选择和属性值量化

根据临床经验或要求从大量病理属性指标中选择若干属性作为决策属性集，然后对连续型属性值进行离散化。例如依据 C4.5 算法构造决策树，选取烧伤病理属性项"救治方案"为类别标识属性。将属性项"烧伤程度""血压""脉搏""呼吸""尿量""意识状态""末梢循环""血常规""血生化""凝血酶原时间"作为决策属性集。

3. 根据 C4.5 算法构造决策树

设 T 为数据集，类别集合为 $\{C_1, C_2, \cdots, C_k\}$，选择一个属性 V 把 T 分为多个子集。设 V 有互不重合的 n 个取值 $\{v_1, v_2, \cdots, v_n\}$，则 T 被分为 n 个子集 $T_1, T_2, \cdots, T_n$，这里，T_i 中的所有实例的取值均为 v_i。令：$|T|$ 为数据集 T 的例子数；$|T_i|$ 为 $V=v_i$ 的例子数；$|C_j|=freq(C_j, T)$ 为 C_j 类的例子数；$|C_{jv}|$ 是 $V=v_i$ 例子中具有 C_j 类别的例子数。构建决策树，具体如下：

（1）计算类别信息熵

$$I(C) = -\sum_{j=1}^{k} \frac{freq(C_j, T)}{|T|} \times \log_2\left(\frac{freq(C_j, T)}{|T|}\right) \tag{8.1}$$

（2）计算条件属性的熵

$$H(C\backslash V) = \sum_{i=1}^{n} \frac{|T_i|}{|T|} \times H(C) \tag{8.2}$$

（3）计算信息增益

$$I(C, V) = H(C) - H(C\backslash V) \tag{8.3}$$

（4）计算属性 V 的信息熵

$$H(V) = -\sum_{i=1}^{n} \frac{|T_i|}{|T|} \times \log_2\left(\frac{|T_i|}{|T|}\right) \tag{8.4}$$

（5）计算信息增益率

$$Gain\_ratio = \frac{I(C, V)}{H(V)} \tag{8.5}$$

（6）根据信息增益率构造决策树

4. 对决策树进行剪枝并提取规则加入知识库

当决策树创建时，由于数据中的噪声和孤立点的存在，许多分枝反映的是训练集中的异常，即训练过度。为了使得到的决策树所蕴含的规则具有普遍意义，必须对决策树进行剪枝。剪枝的技术包括预剪枝、后剪枝及其他方法。

5. 利用规则实现医疗救治流程的优化与控制

利用 C4.5 算法来构造决策树并通过决策树获取不同精度的控制规则，以发现医疗救治过程病理属性的变化与救治效率之间的关联，再利用这些规则实现医疗救治过程的优化与控制。在实际应用中，我们把每次根据决策规则改变救治过程而得到的相关结果加入训练集并作为下次挖掘的样本，根据新的训练集进行挖掘后的规则可信度和覆盖率会更高。

二、基于决策树的住院烧伤病人医疗救治流程优化及规则挖掘实例分析

要实现基于决策树的住院烧伤病人医疗救治流程优化，就是通过挖掘烧伤救治方案与烧伤病理属性间的关系，以发现有哪几类病理属性对病人的救治方案起到关键作用，而哪几类病理属性对病人的救治方案影响相对较小。

1. 烧伤病人病理属性的预处理

对烧伤病理表作决策属性的分类。为了便于决策树的使用，结合烧伤病理特征，把所涉及的烧伤病理数据分为 10 类：烧伤程度、血压、脉搏、呼吸、尿量、意识状态、末梢循环、血常规、血生化、凝血酶原时间。其中，血常规包括红细胞压积、血红蛋白、血小板；血生化包括丙氨酸氨基转移酶、天门冬氨酸氨基转移酶、肌酐、尿素、钾、钠；对每一大类烧伤病理数据进行如下的处理：

对每一大类的病理数据进行离散化处理，用 $V(C)$ 函数表示，结合救治标准和专家经验分别给出轻度值范围或病情描述 A、中度值范围或病情描述 B、重度值范围或病情描述 C，当 $V(C) \in$ A 时，记为"轻"，当 $V(C) \in$ B 时，记为"中"，当 $V(C) \in$ C 时，记为"重"；个别属性值结合具体情况也可分为两类"正常"和"异常"；以病人"呼吸"为例，用 $v(C)$ 表示"呼吸"病理数据的分类结果：

$$v(C) = \begin{cases} 轻 & V(C) \in (16 \sim 20 \text{ 次 / 分钟}) \\ 中 & V(C) \in (大于 20 \text{ 次 / 分钟}) \\ 重 & V(C) \in (呼吸浅快) \end{cases}$$

2. 救治方案信息表的处理

由于不同烧伤病人的救治方案不同，并且有时是病理属性相似的病人有相同

的治疗方案，而有时因为某一项病理数据的不同又会有不同的治疗方案，为了克服这一问题，可经临床医学专家人为地对烧伤病人救治方案进行分类，根据病人烧伤救治方案与病人烧伤病理属性的相近程度，把烧伤救治方案分为三类，分别记为：F1（一般处理）、F2（常规治疗）、F3（紧急救治）。通过以上对病人烧伤病理属性和病人救治方案信息表的预处理，以 20 例住院烧伤病人的检测结果为基本资料，得到新的烧伤病理属性-救治方案信息表，如表 8.1 所示。

表 8.1　烧伤病理属性-救治方案信息表

病案号	烧伤程度	血压	脉搏	呼吸	尿量	意识状态	末梢循环	血常规	血生化	凝血酶原时间	救治方案
1	中度	异常	正常	正常	正常	清醒	正常	异常	异常	正常	F2
2	轻度	正常	正常	正常	正常	清醒	正常	异常	正常	正常	F1
3	轻度	正常	正常	正常	正常	清醒	正常	正常	正常	正常	F1
4	中度	正常	正常	正常	正常	清醒	正常	正常	异常	正常	F2
5	重度	异常	正常	正常	正常	不清	正常	异常	异常	正常	F3
6	重度	异常	正常	异常	正常	清醒	正常	正常	异常	正常	F3
7	中度	正常	正常	正常	正常	清醒	正常	异常	异常	正常	F2
8	轻度	正常	正常	异常	正常	清醒	正常	正常	正常	正常	F1
9	中度	正常	正常	正常	正常	清醒	正常	正常	异常	正常	F2
10	中度	正常	正常	正常	正常	清醒	正常	正常	正常	正常	F1
11	中度	正常	正常	正常	正常	清醒	正常	正常	正常	正常	F1
12	轻度	异常	正常	异常	正常	清醒	正常	正常	正常	正常	F1
13	中度	异常	异常	正常	正常	清醒	正常	正常	正常	正常	F2
14	轻度	正常	正常	正常	正常	清醒	正常	正常	正常	正常	F1
15	中度	正常	正常	正常	正常	清醒	正常	异常	异常	正常	F2
16	中度	正常	正常	正常	正常	清醒	正常	正常	正常	正常	F1
17	轻度	正常	异常	正常	正常	清醒	正常	正常	正常	正常	F1
18	轻度	异常	正常	正常	正常	清醒	正常	异常	异常	正常	F2
19	轻度	正常	正常	异常	正常	清醒	正常	正常	正常	正常	F1
20	轻度	异常	正常	正常	正常	清醒	正常	正常	正常	正常	F1

3. 构造决策树

选用临床病人数据作为样本集，并依据 C4.5 算法构造决策树。选取烧伤病理属性-救治方案信息表的属性项"救治方案"为类别标识属性。将属性项"烧伤程度""血压""脉搏""呼吸""尿量""意识状态""末梢循环""血常规""血生化""凝血酶原时间"作为决策属性集,计算信息增益率。

（1）计算类别信息熵

类别（决策）属性为"救治方案",该属性分为三类：F1、F2、F3。

F1（一般处理）＝11,F2（常规治疗）＝7,F3（紧急救治）＝2,F＝F1＋F2＋F3＝20；

$$I(\text{F1, F2, F3}) = -\frac{11}{20}\log_2\left(\frac{11}{20}\right) - \frac{7}{20}\log_2\left(\frac{7}{20}\right) - \frac{2}{20}\log_2\left(\frac{2}{20}\right) = 1.336\ 7$$

（2）计算条件属性的熵

条件属性共有 10 个,分别是烧伤程度、血压、脉搏、呼吸、尿量、意识状态、末梢循环、血常规、血生化、凝血酶原时间,可分别计算不同属性的熵：

烧伤程度的熵 E（烧伤程度）：

$$E(\text{烧伤程度}) = \frac{9}{20}I_{e1}(\text{F1, F2, F3}) + \frac{9}{20}I_{e2}(\text{F1, F2, F}_3)$$
$$+ \frac{2}{20}I_{e3}(\text{F1, F2, F3}) = 0.639\ 7$$

其中,$I_{e1}(\text{F1, F2, F3}) = -\frac{8}{9}\log_2\left(\frac{8}{9}\right) - \frac{1}{9}\log_2\left(\frac{1}{9}\right) = 0.503\ 3$。

$$I_{e2}(\text{F1, F2, F3}) = -\frac{6}{9}\log_2\left(\frac{6}{9}\right) - \frac{3}{9}\log_2\left(\frac{3}{9}\right) = 0.918\ 3$$

$$I_{e3}(\text{F1, F2, F3}) = -\frac{2}{2}\log_2\left(\frac{2}{2}\right) = 0$$

（3）计算烧伤程度的信息增益

$$I_{\text{烧伤}}(F, E) = I(\text{F1、F2、F3}) - E(\text{烧伤程度}) = 0.697\ 0$$。

（4）计算烧伤程度的信息熵

$$H_{\text{烧伤}}(V) = -\frac{9}{20}\log_2\left(\frac{11}{20}\right) - \frac{9}{20}\log_2\left(\frac{7}{20}\right) - \frac{2}{20}\log_2\left(\frac{2}{20}\right) = 1.369\ 0$$。

（5）计算烧伤程度信息增益率

$$Gain\_ratio(\text{烧伤程度}) = I_{\text{烧伤}}(F, E)/H_{\text{烧伤}}(V) = 0.509\ 1$$。

采用同样的方法可计算出血压、脉搏、呼吸、尿量、意识状态、末梢循环、血常规、血生化、凝血酶原时间的信息增益率：

$Gain\_ratio(血压)＝I_{血压}(F，E)/H_{血压}(V)＝0.228\ 0$；

$Gain\_ratio(脉搏)＝I_{脉搏}(F，E)/H_{脉搏}(V)＝0.043\ 3$；

$Gain\_ratio(呼吸)＝I_{呼吸}(F，E)/H_{呼吸}(V)＝0.217\ 5$；

$Gain\_ratio(尿量)＝I_{末梢}(F，E)/H_{末梢}(V)＝\infty$；

$Gain\_ratio(意识)＝I_{意识}(F，E)/H_{意识}(V)＝0.650\ 8$；

$Gain\_ratio(末梢)＝I_{末梢}(F，E)/H_{末梢}(V)＝\infty$；

$Gain\_ratio(血常规)＝I_{血常规}(F，E)/H_{血常规}(V)＝0.166\ 0$；

$Gain\_ratio(血生化)＝I_{血生化}(F，E)/H_{血生化}(V)＝0.440\ 4$；

$Gain\_ratio(凝血酶原)＝I_{凝血酶原}(F，E)/H_{凝血酶原}(V)＝\infty$。

（6）计算选择结点

以信息增益率最大的属性为根节点，通过以上计算可知，末梢循环和凝血酶原时间为无穷大，进一步通过对烧伤病理属性-救治方案信息表和原始病理数据的分析可知，烧伤病人在不同烧伤情况下尿量、末梢循环和凝血酶原时间均正常，这是由于住院烧伤病人经过急诊救治后，个别属性指标趋于稳定，收集到的数据为正常值，由于均为正常值，在构建决策树时，此三项属性可忽略考虑。因此，选择排出量或意识状态属性进行分支，进一步分析可知，当排出量为"异常"时、意识状态为"不清醒"时与烧伤程度为"重度"时，对应的救治方案归类都为 F3，该处形成叶结点；结合临床经验，选择烧伤程度属性进行分支，烧伤程度取"轻度""中度"时，对应的归类均不唯一，因此构造树结构如图 8.3 所示。

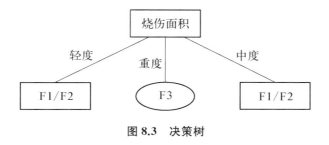

图 8.3　决策树

在烧伤程度分别为轻度和中度时，计算血压、脉搏、呼吸、尿量、血常规、血生化的信息增益。选择增益率最大的一个属性作为第一层分类控制节点（即根节点），然后对每一个分支依然计算每个分支决策属性的信息增益率，以确定下一步分类的属性项。如此重复做下去，即可最终得到烧伤病人医疗救治流程优化决策树，如图 8.4 所示。

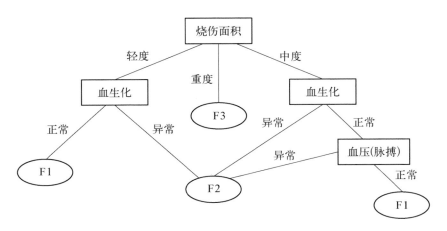

图 8.4 住院烧伤病人医疗救治流程优化决策树

决策树的生成过程是一个不断通过样本集优化改进的过程,图 8.4 是根据烧伤病理属性-救治方案信息表所构建的住院烧伤病人医疗救治流程优化决策树。一方面,随着医疗信息化的发展,随着住院烧伤病人医疗信息的丰富,决策树的构建会更加优化;另一方面,决策树着眼于从一组无规则的样例推理出决策树表示形式的分类规则,采用自顶向下的递归方式,在决策树的内部节点进行属性值的比较,并根据不同属性判断从该节点向下的分支,在决策树的叶节点得到结论。本节利用 C4.5 算法构造出住院烧伤病人医疗救治流程优化决策树并通过决策树获取控制规则,从而发现住院烧伤病人医疗救治过程中病理属性的变化与救治效率之间的关联,进而利用这些规则实现住院烧伤病人医疗救治过程的优化与控制。

4. 医疗救治流程优化规则挖掘

结合图 8.4 构造出的住院烧伤病人医疗救治优化决策树,从根节点到叶节点就对应着一条合理规则,整棵树就对应着表达式规则。

(1) 在 10 个病理属性中,经过决策树优化,有 4 个属性对确定病人的救治方案起到关键作用,即烧伤面积、血生化、血压、脉搏。

(2) 当病人烧伤程度为重度时直接采用治疗方案 F3,与实际情况相符,可节省诊断时间,大大提高救治效率。

(3) 当病人烧伤程度为轻度时,仅需通过血生化属性即可确定救治方案。

(4) 当病人烧伤程度为中度时,首先通过血生化属性,进而再通过血压或脉搏属性即可确定救治方案。

5. 结论

本节将数据挖掘的决策树方法应用于烧伤病人医疗救治流程优化,以烧伤病人检测结果为基本资料,结合烧伤的具体病理特征,根据 10 个决策属性计算出来的增益率,选择增益率最大的一个属性作为第一层分类控制节点(即根节点),然后对每一个分支依然计算每个分支决策属性的信息增益率,以确定下一步分类的属性项,如此重复做下去,便可得到烧伤病人医疗救治流程优化决策树,计算结果表明以决策树为代表的数据挖掘技术能够较好地辅助烧伤鉴别诊断,可大大简化医疗救治流程,提高医疗救治效率,为烧伤病人医疗救治流程优化特别是辅助战时快速医疗诊断提供了一种有效方法。

第九章　图论与卫勤任务优化分析

图与网络是运筹学(operations research)中的一个经典和重要的分支。图论起源于18世纪,第一篇图论论文是瑞士数学家欧拉于1736年发表的"哥尼斯堡的七座桥"。图论为任何一个包含了一种二元关系的离散系统提供了一个数学模型,借助于图论的概念、理论和方法,可以对该模型进行求解。随着计算机技术和科学的飞速发展,大大促进了图论的研究和应用范围。

第一节　图与网络模型及方法

一、图的基本概念

图论中的"图"是指某类具体事物和这些事物之间的联系。如果用点表示这些具体事物,用连接两点的线段(直的或曲的)表示两个事物之间特定的联系,就得到了描述这个"图"的几何形象。

1. 无向图

一个无向图(undirected graph) G 是由一个非空有限集合 $V(G)$ 和 $V(G)$ 中某些元素的无序对集合 $E(G)$ 构成的二元组,记为 $G = (V(G), E(G))$。其中 $V(G) = \{v_1, v_2, \cdots, v_n\}$ 称为图 G 的顶点集或节点集, $V(G)$ 中的每一个元素 $v_i(i = 1, 2, \cdots, n)$ 称为该图的一个顶点或节点; $E(G) = \{e_1, e_2, \cdots, e_m\}$ 称为图 G 的边集, $E(G)$ 中的每一个元素 e_k (即 $V(G)$ 中某两个元素 v_i, v_j 的无序对)记为 $e_k = (v_i, v_j)$ 或 $e_k = v_iv_j = v_jv_i(k = 1, 2, \cdots, m)$,被称为该图的一条从 v_i 到 v_j 的边。

当边 $e_k = v_iv_j$ 时,称 v_i, v_j 为边 e_k 的端点,并称 v_j 与 v_i 相邻;边 e_k 称为与顶点 v_i, v_j 关联。如果某两条边至少有一个公共端点,则称这两条边在图 G 中相邻。

边上赋权的无向图称为赋权无向图或无向网络。我们对图和网络不作严格区分,因为任何图总是可以赋权的。

2. 有向图

一个有向图(directed graph 或 digraph)G 是由一个非空有限集合 V 和 V 中某些元素的有序对集合 A 构成的二元组,记为 $G=(V,A)$。其中 $V=\{v_1,v_2,\cdots,v_n\}$ 称为图 G 的顶点集或节点集,V 中的每一个元素 $v_i(i=1,2,\cdots,n)$ 称为该图的一个顶点或节点;$A=\{a_1,a_2,\cdots,a_m\}$ 称为图 G 的弧集,A 中的每一个元素 a_k(即 V 中某两个元素 v_i,v_j 的有序对)记为 $a_k=(v_i,v_j)$ 或 $a_k=v_iv_j(k=1,2,\cdots,m)$ 被称为该图的一条从 v_i 到 v_j 的弧。

当弧 $a_k=v_iv_j$ 时,称 v_i 为 a_k 的尾,v_j 为 a_k 的头,并称弧 a_k 为 v_i 的出弧,为 v_j 的入弧。

对应于每个有向图 D,可以在相同顶点集上作一个图 G,使得对于 D 的每条弧,G 有一条有相同端点的边与之相对应。这个图称为 D 的基础图。反之,给定任意图 G,对于它的每个边,给其端点指定一个顺序,从而确定一条弧,由此得到一个有向图,这样的有向图称为 G 的一个定向图。

3. 完全二分图

每一对不同的顶点都有一条边相连的简单图称为完全图。n 个顶点的完全图记为 K_n。若 $V(G)=X\bigcup Y$,$X\bigcap Y=\varnothing$,$|X||Y|\neq 0$(这里 $|X|$ 表示集合 X 中的元素个数),X 中无相邻顶点对,Y 中亦然,则称 G 为二分图;特别地,若对 $\forall x\in X$,$\forall y\in Y$,成立 $xy\in E(G)$,则称 G 为完全二分图,记成 $K_{|X|,|Y|}$。

4. 子图

如果 $V(H)\subset V(G)$,$E(H)\subset E(G)$,则称图 H 为图 G 的子图,记作 $H\subset G$。若 H 是 G 的子图,则称 G 为 H 的母图。

G 的支撑子图(又称生成子图)是指满足 $V(H)=V(G)$ 的子图 H。

5. 图与网络的数据结构

为了在计算机上实现网络优化的算法,必须采用一种方法(即数据结构)在计算机上来描述图与网络。一般来说,算法的好坏与网络的具体表示方法,以及中间结果的操作方案是有关系的。计算机上用来描述图与网络的 5 种常用表示方法有:邻接矩阵表示法、关联矩阵表示法、弧表表示法、邻接表表示法和星形表示法。

二、最短路径问题

1. 两个指定顶点之间的最短路径

问题如下:给出了一个连接若干个城市医院的铁路网络,在这个网络的两个指定城市间,找一条最短铁路线。

以各城市为图 G 的顶点,两城市间的直通铁路为图 G 相应两顶点间的边,得图 G。对 G 的每一条边 e,赋以一个实数值 $w(e)$ ——直通铁路的长度,称为 e 的权,得到赋权图 G。G 的子图的权是指子图的各边的权和。问题就是求赋权图 G 中指定的两个顶点 u_0,v_0 间的具最小权的轨。这条轨叫做 u_0,v_0 间的最短路,它的权叫做 u_0,v_0 间的距离,记作 $d(u_0,v_0)$。求最短路已有成熟的算法:迪克斯特拉(Dijkstra)算法,算法步骤略。

2. *每对顶点之间的最短路径(Floyd 算法)*

计算赋权图中各对顶点之间的最短路径,显然可以调用 Dijkstra 算法。具体方法是:每次以不同的顶点作为起点,用 Dijkstra 算法求出从该顶点到其余顶点的最短路径,反复执行 $n-1$ 次这样的操作,就可得到从每一个顶点到其他顶点的最短路径。这种算法的时间复杂度为 $O(n^3)$。第二种解决这一问题的方法是由 Floyd. R. W 提出的算法,称之为 Floyd 算法。

假设图 G 权的邻接矩阵为 A_0,

$$A_0 = \begin{bmatrix} a_{11} & a_{12} & \cdots & a_{1n} \\ a_{21} & a_{22} & \cdots & a_{2n} \\ \vdots & \vdots & \cdots & \vdots \\ a_{n1} & a_{n2} & \cdots & a_{nn} \end{bmatrix}$$

来存放各边长度,其中:

$a_{ij}=w_{ij}$,w_{ij} 是 i,j 之间边的长度,i,$j=1,2,\cdots,n$。

如果 i,j 之间没有边,在程序中以各边都不可能达到的充分大的数代替,则 $a_{ij}=\infty$。

对于无向图,A_0 是对称矩阵,$a_{ij}=a_{ji}$。

Floyd 算法的基本思想是:递推产生一个矩阵序列 A_0,A_1,$\cdots$,A_k,$\cdots$,A_n,其中 $A_k(i,j)$ 表示从顶点 v_i 到顶点 v_j 的路径上所经过的顶点序号不大于 k 的最短路径长度。

计算时用迭代公式:

$$A_k(i,j)=\min\{A_{k-1}(i,j),A_{k-1}(i,k)+A_{k-1}(k,j)\}$$

其中,k 是迭代次数,i,j,$k=1,2,\cdots,n$。

最后,当 $k=n$ 时,A_n 即是各顶点之间的最短通路值。

第二节 战场联合后送资源任务分配与 后送决策分析

目前卫勤对战场联合后送资源任务分配问题的研究主要集中于单次任务分配以及路径优化方面,而对实际战场中经常面临的多批次条件下后送资源任务分配与后送决策相结合的问题,研究成果偏少。本节在已有成果的基础上,设计了基于聚类分析和 Floyd 最短路径的综合性算法,为此类问题的解决提供了参考。

一、战场联合后送资源任务分配与后送决策模型分析

卫生船舶(医院船、卫生运输船、救护艇、救护直升机)战时随海上联合编队机动作战,部署在交战海域后方隐蔽待命。当接收到医疗后送命令后,将卫生运输船、救护艇、救护直升机合理分配到相应的救援海域并后送伤员至医院船,再返回相应的救援海域以完成下一波次的医疗后送任务。战役结束后,医院船承担伤病员的后送工作将其送至岛礁医院或一线医院。针对 n 个批次的海上后送任务,由于每一波次收到的医疗后送任务不同,为保证整体效果,每艘卫生船舶应被合理分配不同的后送任务并规划合理的后送路线。假设卫生船舶数量为 k,类型为 $\Omega = \{\text{甲},\text{乙},\text{丙},\text{丁},\cdots\}$,医院船、待后送海域中心坐标分别为 $H_i(x_i, y_i)$、$S_j(x_j, y_j)$,作战海域内相关要素及分布假设为加权图 $G = (V, E, \mu)$,V 表示图示任意一点所构成的集合,E 表示任意两点间边线的集合(如图 9.1),μ 为两点间距离集合。为达到伤员后送的安全性与时效性目的,在每批次后送资源任务合理分配的前提下,要求整体后送时间最少。

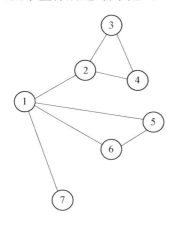
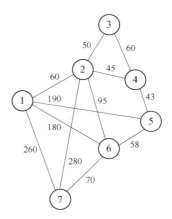

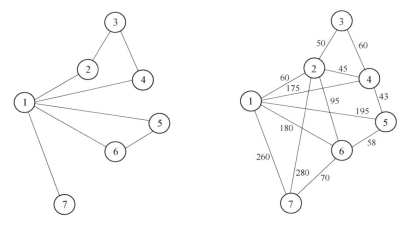

图 9.1 　加权图

1. 模型构建

（1）模型假设

① 作战海域内的道路节点位置分布和岛礁情况已知；

② 卫生船舶的平均机动速度单位为 km/h，单艘卫生船舶平均救援时间单位为 min。

③ 各型舰船均具有直升机机降转运伤员能力，考虑舱室空间及救治效率，救护直升机一次起降后直接后送至医院船。

（2）模型评价指标

本节从合理性、安全性和时效性 3 个方面对实战化环境中多批次伤员后送条件下战场联合后送资源任务分配与后送决策模型相结合的问题进行建模与分析。

① 合理性指标。战时战场联合后送任务的合理性主要取决于作战海域的特点、敌我双方的作战部署情况以及对作战对象的调查、对后送意义即后送效果的评估等。综合考虑后，本课题主要以待后送海域中心坐标 $S_j(x_j, y_j)$、卫生船舶的数量、匹配关系 $f: \Omega \rightarrow \Psi$ 为重点进行任务分配的合理性研究。

② 安全性指标。战时，对于伤员后送而言，安全问题是重中之重。为了在顺利完成后送任务的前提下，同时保证伤员在后送过程中的安全性，必须保证整体后送时间 T 最短，即伤员在后送途中的后送时间最短。

③ 时效性指标。战时伤员后送时效性是衡量卫勤保障效果的重要指标。必须保证整体后送时间 T 最短，从而保证伤员得到及时救治。

（3）目标函数

针对每一批次的医疗后送任务，已知当前后送工具数量及其后送能力大小，待

后送海域中心坐标数量,根据聚类分析结果合理分配后送资源,并以整体后送时间最少作为优化目标 M,则:

$$\min M = \sum_{i=1}^{n} \sum_{j=1}^{m} (k_{ij} \cdot t_{ij})$$

其中,n 为后送批次;m 为卫生船舶数量;k_{ij} 为第 i 批后送任务时第 j 艘卫生船舶;t_{ij} 为优化后的 k_{ij} 每批次后送时间。

二、基于聚类分析和图论的综合性优化算法

1. 卫生船舶后送能力评估排序

卫生船舶后送能力用 H_k 表示,k 为卫生船舶数量。不同型号的卫生船舶的后送能力存在较大差异,可结合任务根据实际情况定性评估,比如,就后送伤员数量来说,卫生运输船的后送能力大于救护艇和救护直升机。但对于型号、吨位相近的卫生船舶应根据后送评估指标要求,如吨位、航速、运载能力、医护人员数量、医疗装备数量、救护能力等对其后送能力进行科学评估,可采用灰色关联度评估、模糊综合评判等方法进行评估,并进行排序。

2. 基于聚类分析结果的战场联合后送资源任务分配

针对每一批次的医疗后送任务,已知当前后送工具数量及后送能力大小排序,可利用编网法对给定阈值 λ 进行聚类,根据调整 λ 的不同取值,使分类结果与当前批次后送工具数量相同,然后按照后送能力大小排序,后送能力大的后送工具相应分配给较多的待后送任务。

假设当前批次卫生船舶数量为 $k=5$,经过评估,其后送能力排序为 $H_2 > H_5 > H_1 > H_4 > H_3$,待后送海域中心坐标为 7 个,中心坐标分别为 $S_1 \sim S_7$。

根据选定的聚类分析指标由模糊相似矩阵利用编网法聚类:

当 $\lambda = 1$ 时,目标分类为:$\{S_1\}$,$\{S_2\}$,$\{S_3\}$,$\{S_4\}$,$\{S_5\}$,$\{S_6\}$,$\{S_7\}$;

当 $\lambda = 0.9$ 时,目标分类为:$\{S_2, S_5\}$,$\{S_3, S_6\}$,$\{S_1\}$,$\{S_4\}$,$\{S_7\}$;

当 $\lambda = 0.8$ 时,目标分类为:$\{S_1, S_3, S_6\}$,$\{S_2, S_5\}$,$\{S_4, S_7\}$;

由此,作编网图,得到目标区域内目标的动态分类图(图 9.2):

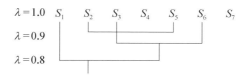

图 9.2 动态分类图

取 $\lambda = 0.9$ 时的目标分类结果，并将后送 S_2 和 S_5 的任务分配给卫生船舶 H_2，依次类推，这样能保证在后送资源有限时，后送能力强的卫生船舶能够被赋予较多的任务，达到整体合理分配的目的。这其中，对聚类分析指标的选取较为关键。

聚类算法的基本步骤如下：

① 数据准备：包括特征标准化和降维；

② 特征选择：从最初的特征中选择最有效的特征，并将其存储于向量中；

③ 特征提取：通过对所选择的特征进行转换形成新的突出特征；

④ 聚类：首先选择适合特征类型的相似（相异）度函数，或构造新的相似（相异）度函数进行邻近程度的度量，然后执行聚类分析；

⑤ 聚类结果评估：是指对聚类结果好坏的评价。评估主要有 3 种：外部有效性评估、内部有效性评估和相关性测试评估。

聚类算法有着直观和比较快速的优点，聚类结果可直观地反馈给指挥员，能够为态势理解提供新的工具和思路。

（1）后送海域聚类分析指标的选取

考虑到后送救治的时效性，在卫生船舶数量有限的情况下，选取待后送海域中心坐标之间的距离作为聚类分析指标。

（2）模糊聚类分析过程

模糊聚类分析的基本步骤：

① 数据标准化

获取数据：设论域 $X = \{x_1, x_2, \cdots, x_n\}$ 为被分类的对象，每个对象又由 m 个指标表示其状态 x_i 时的观测值：

$$e_i = (x_{i1}, x_{i2}, \cdots, x_{im})(i = 1, 2, \cdots, n) \tag{9.1}$$

于是可以得到原始数据矩阵：$A = (x_{ij})_{n \times m}$。

② 数据的标准化处理

在实际问题中，不同的数据可能有不同的性质和不同的量纲，为了使原始数据能够适合模糊聚类的要求，需要将原始数据矩阵作标准化处理，即通过适当的数据变换，将其转化为模糊矩阵。常用的方法有以下两种：

● 平移-标准差变换

$$x'_{ij} = \frac{x_{ij} - \bar{x}_j}{s_j}(i = 1, 2, \cdots, n) \tag{9.2}$$

其中，$\bar{x}_j = \frac{1}{n} \sum_{i=1}^{n} x_{ij}$，$s_j = \left[\frac{1}{n-1} \sum_{i=1}^{n} (x_{ij} - \bar{x}_j)^2 \right]^{\frac{1}{2}}$，$(j = 1, 2, \cdots, m)$

● 平移-极差变换

如果经过平移-标准差变换后,还有某些 $x'_{ij} \notin [0, 1]$,则还需对其进行平移-极差变换,即

$$x''_{ij} = \frac{x'_{ij} - \min_{1 \leqslant i \leqslant n}\{x'_{ij}\}}{\max_{1 \leqslant i \leqslant n}\{x'_{ij}\} - \min_{1 \leqslant i \leqslant n}\{x'_{ij}\}}, \ (j = 1, 2, \cdots, m) \qquad (9.3)$$

显然所有的 $x''_{ij} \in [0, 1]$,且不存在量纲影响的因素,从而可以得到模糊矩阵

$$R = (x''_{ij})_{n \times m}$$

③ 建立模糊相似矩阵

设论域 $X = \{x_1, x_2, \cdots, x_n\}$,$x_i$ 的观测值 $e_i = (x_{i1}, x_{i2}, \cdots, x_{im})(i = 1, 2, \cdots, n)$,即数据矩阵 $A = (x_{ij})_{n \times m}$。$x_i$ 与 x_j 的相似程度用 r_{ij} 表示,也称之为相似系数,可采用如下方法确定相似系数。

由上面标准化数据矩阵用夹角余弦法进行标定:

$$r_{ij} = \frac{\left| \sum_{k=1}^{m} x_{ik} \cdot x_{jk} \right|}{\sqrt{\sum_{k=1}^{m} x_{ik}^2 \cdot \sum_{k=1}^{m} x_{jk}^2}}, \ (i, j = 1, 2, \cdots, n) \qquad (9.4)$$

由此可得到模糊相似矩阵 $R = (r_{ij})_{n \times n}$。

④ 聚类

利用编网法对给定阈值 λ 进行聚类。

利用编网法进行聚类,就是在得到模糊相似矩阵后,选定阈值 λ,写出 λ 截距 R_λ,依 R_λ 画编图,画法为:在 R_λ 对角线上填上元素序号,在对角线右上方以符号 * 代替 1,以空格代替 0,称 * 为结点,由每个结点 * 向对角线引经线和纬线。所谓编网,是用每个结点将所经过的经纬线捆绑起来,通过打结能互相联结的点属于一类,从而实现分类。具体实现过程可参考图 9.2。

3. 基于图论的后送决策优化

根据聚类分析结果,需要分别计算每艘卫生船舶分配的后送任务,即待后送目标中心到医院船的最短路径及路径长度。该问题为图论中的最短路径问题。

以各待后送目标中心为图 G 的顶点,两中心间的直通航路为图 G 相应两顶点间的边,得图 G。对 G 的每一条边 e,赋以一个实数 $w(e)$——直通航路的长度,称为 e 的权,得到赋权图 G。问题就是求赋权图 G 中指定的两个顶点 u_0,v_0 间的具最小权的轨,这条轨叫做 u_0,v_0 间的最短路,它的权叫做 u_0,v_0 间的距离,记作

$d(u_0, v_0)$。

求最短路已有成熟的算法：Floyd算法，算法步骤见本章第一节。算法结束时，u_0 至各顶点的最短路可以在图上标示出来。

此外，根据后送批次、卫生船舶数量、卫生船舶的平均机动速度和单艘卫生船舶的平均救援时间可计算出整体后送时间。

综合以上计算，即可得出后送任务的合理分配方案（任一批次，使用哪些后送工具，后送哪些目标）和优化结果（优化的路径和后送时间）。

战时战场医疗后送的效果对提高伤员的救治效率具有重要的意义，但是由于战场环境的复杂性，使得后送任务的合理性、伤员后送的安全性与及时性都存在诸多不确定因素。在未来信息化联合作战条件下，战争进程不断加速，作战环境瞬息万变，系统合理的任务分配和后送决策模式将是信息化局部战争中做好卫勤保障工作的关键，因此建立战场联合后送资源任务分配与后送决策模型具有重要意义。

第十章 评价方法与卫勤训练评估分析

评价方法大体上分为两类,其主要区别在确定权重的方法上。一类是主观赋权法,多采取综合咨询评分确定权重,如层次分析法、模糊综合评判法、综合指数法等。另一类是客观赋权法,根据各指标间相关关系或各指标值变异程度来确定权数,如主成分分析法、理想解法等。目前国内外评价方法有数十种之多,其中主要使用的评价方法有主成分分析法、因子分析法、TOPSIS法、秩和比法、灰色关联分析法、熵权法、层次分析法、模糊评价法、聚类分析法、神经网络法等。

第一节 投 影 法

投影法基本原理介绍:设多目标决策问题的方案集为 $A = \{A_1, A_2, \cdots A_n\}$,指标集(也称目标集、属性集)为 $G = \{G_1, G_2, \cdots G_m\}$,指标的属性值(指标值)记为 y_{ij},矩阵 $Y = (y_{ij})$ 表示方案集 A 对指标集 G 的"属性矩阵",俗称决策矩阵。

由于各种不同类型的指标往往具有不同的量纲和单位,因此,决策之前通常应对其进行无量纲化处理。通常的处理方法如下:

(一) 对于效益型指标(即越大越好的指标),一般可令

$$z_{ij} = \frac{y_{ij}}{y_j^{\max}} \quad i = 1, 2, \cdots, n; j = 1, 2, \cdots, m \tag{10.1}$$

(二) 对于成本型指标(即越小越好的指标),一般可令

$$z_{ij} = \frac{y_j^{\min}}{y_{ij}} \quad i = 1, 2, \cdots, n; j = 1, 2, \cdots, m \tag{10.2}$$

记无量纲化后的决策矩阵为 $Z = (z_{ij})_{n \times m}$。 显然,此时的 z_{ij} 总是越大越好,定义各评价指标的理想属性值为

$$z_j^* = \max\{z_{ij} \mid i = 1, 2, \cdots, n; j = 1, 2, \cdots, m\} = 1 \tag{10.3}$$

由理想属性构成的方案称为理想方案,用 A^* 表示。这样由各参与决策的方

案 A_i 和理想方案 A^* 一同构成的矩阵 $Z=(A_1,A_2,\cdots,A_n,A^*)^{\mathrm{T}}$，就称为增广型规范化决策矩阵。

设评价指标间的权重向量为 $W=(W_1,W_2,\cdots,W_m)^{\mathrm{T}}>0,W$ 的确定方法有主、客观赋权法两大类。为了使投影决策方法的含义更加明确和清楚，应使 W 满足单位化约束条件：

$$\sum_{j=1}^{m}W_j^2=1 \tag{10.4}$$

其中，W_j 表示第 j 个评价指标的权重；

倘若不满足，则可令

$$W_j'=W_j\Big/\sqrt{\sum_{j=1}^{m}W_j^2} \quad j=1,2,\cdots,m \tag{10.5}$$

从而使其满足该条件。在权重向量 W 的作用下，构造增广型加权规范化决策矩阵 C：

$$C=\begin{bmatrix} W_1Z_{11} & W_2Z_{12} & \cdots & W_mZ_{1m} \\ W_1Z_{21} & W_2Z_{22} & \cdots & W_mZ_{2m} \\ \vdots & & & \vdots \\ W_1Z_{m1} & W_2Z_{m2} & \cdots & W_mZ_{mm} \\ W_1 & W_2 & \cdots & W_m \end{bmatrix} \tag{10.6}$$

如将每个方案看成一个行向量，则每个决策方案 A_i 与理想方案 A^* 间均有夹角 θ；设决策方案与理想方案之间的夹角余弦为 r_i，则有

$$r_i=\frac{A_i\cdot A^*}{\parallel A_i\parallel\cdot\parallel A^*\parallel}=\frac{\sum\limits_{j=1}^{m}(W_j\cdot Z_{ij})\cdot W_j}{\sqrt{\sum\limits_{j=1}^{m}(W_j\cdot Z_{ij})^2}\sqrt{\sum\limits_{j=1}^{m}W_j^2}} \tag{10.7}$$

$$i=1,2,\cdots,n;j=1,2,\cdots,m$$

设决策方案的模为 D_i，则有

$$D_i=\sqrt{\sum_{j=1}^{m}(W_j\cdot Z_{ij})^2} \quad i=1,2,\cdots,n;j=1,2,\cdots,m \tag{10.8}$$

则决策方案在理想方案上的投影值 d_i：

$$d_i = D_i \cdot r_i = \sqrt{\sum_{j=1}^{m}(W_j \cdot Z_{ij})^2} \cdot \frac{\sum_{j=1}^{m}(W_j \cdot Z_{ij}) \cdot W_j}{\sqrt{\sum_{j=1}^{m}(W_j \cdot Z_{ij})^2} \sqrt{\sum_{j=1}^{m}W_j^2}}$$

$$i = 1, 2, \cdots, n; j = 1, 2, \cdots, m。$$

根据投影值的大小,对多指标的比选方案做出科学的排序比较和分析,投影值越大,方案越优。

第二节 灰色关联分析法

灰色关联度分析是一种多因素统计分析方法。它是以各因素的样本数据为依据用灰色关联度来描述因素间相关性的强弱。其基本思想是:如果样本序列反映出两因素变化的态势基本一致,则它们之间的关联度就大,反之,关联度就小。与传统的多因素分析方法相比,灰色关联分析对数据要求低,考虑了所有给出的信息,不会造成数据的失真。

灰色关联度分析步骤:

1. 对原始数据(指标值)进行规范化处理

由于各指标的量纲不一样,指标值的数量级也差别很大。为了用这些数据进行综合评价,首先需要对原始数据进行无量纲化处理,对指标值规范化处理的方法通常有以下两种:

(1)效益型指标

$$r_{ij} = \frac{x_{ij} - \min\{x_{ij}\}}{\max\{x_{ij}\} - \min\{x_{ij}\}} \quad i = 1, 2, \cdots, m; j = 1, 2, \cdots, n \quad (10.9)$$

(2)成本型指标

$$r_{ij} = \frac{\max\{x_{ij}\} - x_{ij}}{\max\{x_{ij}\} - \min\{x_{ij}\}} \quad i = 1, 2, \cdots, m; j = 1, 2, \cdots, n \quad (10.10)$$

2. 选定母指标

可选取对综合评价影响最重要的指标作为母指标,根据最优序列的定义,可取各规范化指标值中的最大值作为参考序列。

3. 计算关联系数

$$y_j(k) = \frac{a + \rho b}{\Delta_j(k) + \rho b}, \quad j = 1, 2, \cdots, m; k = 1, 2, \cdots, n \qquad (10.11)$$

其中：
$$\begin{cases} \Delta_j(k) = x'_{kj} - x'_{ki}, j = 1, 2, \cdots, m; k = 1, 2, \cdots, n \\ a = \min\limits_{1 \leqslant k \leqslant n} \left\{ \min\limits_{1 \leqslant j \leqslant m} \{\Delta_j(k)\} \right\} = 0 \\ b = \max\limits_{1 \leqslant k \leqslant n} \left\{ \max\limits_{1 \leqslant j \leqslant m} \{\Delta_j(k)\} \right\} \\ \rho = 0.5 \end{cases}$$

4. 求 r_j

$$r_j = \frac{1}{n} \sum_{k=1}^{n} y_j(k), j = 1, 2, \cdots, m \qquad (10.12)$$

5. 求出关联度及各指标对应的权数 r'_j

$$r'_j = r_j / (r_1 + r_2 + \cdots + r_m), j = 1, 2, \cdots, m \qquad (10.13)$$

6. 构造综合评判模型

$$Z_k = r'_1 x_{k1} + r'_2 x_{k2} + \cdots + r'_m x_{km}, k = 1, 2, \cdots, n \qquad (10.14)$$

由综合评判模型可得出评价目标的综合得分,进而得到评价目标的排序结果。

第三节 贝叶斯评估

贝叶斯网络是刻画多变量之间条件独立关系的概率模型,属于概率图模型的一种。利用贝叶斯网络进行评估建模,能够清晰地反映各要素间的相互关系及影响程度,通过计算推理,还可以较快找出影响评估对象的关键要素,为指挥决策提供准确指导。

贝叶斯网络建模流程:

贝叶斯网络的建模是一项比较困难的工作。目前,主要的建模方法可分为三类:① 依靠领域专家建模,这种方法建模速度较快,但专家知识具有一定主观性,使得网络结构和概率分布的建立不是很准确;② 从数据中学习,实际建模过程中,这种方法将面临样本数据获取难度大,建模效率低等困难;③ 从知识库中创建,然而知识库的建立需要较长时间的积累,很难找到现成的知识库以供使用。因此,单一使用上述三种方法的任何一种建模都是不科学的。所以,在实际建模过程中,可以将上述三种方法结合起来。首先,根据专家知识建立初始的网络结构和概率分布;然后,使用样本数据进行学习,完善网络结构和概率分布,以确定最终的贝叶斯网络。同时,积累建模过程中获取的知识,形成知识库,为以后相关建模提供支持。三种方法有机结合,可以提高建模的效率。

　　建模过程中,重点在于确定网络结构和概率分布。根据结构化系统开发方法,将建模过程分为评估指标体系分析、模型建立和模型测试三个阶段。首先要建立评估指标体系,其次分析指标体系中各要素间的关系及影响程度,建立初步的网络结构,再根据获取的样本数据进行学习,完善网络结构,最后进行基本测试,以确定网络模型的合理性。

第四节　权重确定方法

　　确定权重的方法有很多,如专家评分法、熵值法和定性定量相结合的层次分析法等。在评估领域中,指标权重是描述指标相对重要程度的数值,权重的选择是评估的关键。目前,国内外权重的确定方法大致可以分为三类:主观赋权法、客观赋权法和主客观综合赋权法。主观赋权法依赖评估者的主观意志,其在应用中的真实性与可靠性值得怀疑;客观赋权法不能很好地反映评估者的主观意愿;主客观综合赋权法是一种较为理想的权重确定方法,它既能体现评估人员的主观意志,又能较好地反映决策问题的客观实际。

一、层次分析法确定权重

　　层次分析法是对一些较为复杂、较为模糊的问题作出决策的简易方法,它特别适用于那些难以完全定量分析的问题。它是美国运筹学家 T. L. Saaty 教授于 70 年代初期提出的一种简便、灵活而又实用的多准则决策方法。

　　系统分析中,常常面临的是一个由相互关联、相互制约的众多因素构成的复杂而又往往缺少定量数据的系统。层次分析法为这类问题的决策和排序提供了一种简洁而实用的建模方法。

　　运用层次分析法建模,大体上可按以下 4 个步骤进行:

　　(1) 建立递阶层次结构模型;

　　(2) 构造出各层次中的所有判断矩阵;

　　(3) 进行层次单排序及一致性检验;

　　(4) 进行层次总排序及一致性检验。

二、熵权法确定权重

1. 基本原理

熵的概念源于热力学,后来申农(C. E. Shannon)将其引入到信息论领域,开创了信息熵,这种方法逐渐演化为熵权法。熵权法是一种客观赋权方法,它根据各指标的活跃度,利用信息熵确定各指标权重,从而避免了主观因素的影响,使评价结果更加客观和公正。

在信息论中,熵是对不确定性的一种度量。信息量越大,不确定性就越小,熵也就越小;信息量越小,不确定性越大,熵也越大。

根据熵的特性,可以通过计算熵值来判断一个事件的随机性及无序程度,也可以用熵值来判断某个指标的离散程度,指标的离散程度越大,则该指标对综合评价的影响(权重)越大,其熵值越小。

2. 熵权法的运用步骤

运用熵权法建模的具体步骤见应用举例:基于熵权法的在线课程成绩综合评价问题研究。

3. 应用举例:基于熵权法的在线课程成绩综合评价问题研究

健全军队院校教育、部队训练实践、军事职业教育"三位一体"新型军事人才培养体系是深化国防和军队改革的一项重要内容。作为开展军事职业教育的主要方式,在线课程教学通过互联网技术实现知识信息的快速传播,在近几年得到了快速发展。但由于在线课程学习环境具有开放性、互动性的特点,传统课堂教学的成绩评价方式,如期末考试成绩并不能完全反映学生参与在线课程整个学习过程的学习效果。且随着在线教学平台的日益改进和在线学习者所获得的课程信息日益丰富,对学习成绩进行客观评分的难度也会越来越大。为体现客观公平性,对在线课程成绩进行科学合理的评价就显得尤为重要。本节结合在线课程平台记录的信息情况,在分析影响成绩评价的各种因素的基础上,将熵权法应用于在线课程成绩的综合评价,为探索军事职业教育教学评价提供理论参考,为在线课程教学平台教学评价的改进和提高提供借鉴。

(1)在线课程成绩综合评价指标分析

为了科学地评价学员整个在线课程参与过程的学习效果,并给出客观公正的成绩结果,必须选择合理的评价指标。虽然不同的在线课程学习平台所提供的数据信息有所差异,但通过分析,一般包括以下几个方面:

① 在线点名:表示学员参与课程学习的签到次数,依据出勤情况评分;

② 在线学习时长:表示课程视频完成情况,根据视频学习时间记录评分;

③ 任务点完成情况：表示课程知识要点的完成情况，根据平台记录的任务点完成数评分；

④ 在线交流/讨论情况：鼓励学员主动学习，就疑难问题积极与老师交流，记录学员在讨论区参与讨论的次数，次数越多得分越高；

⑤ 在线作业完成情况：系统自动评判，显示随堂作业完成情况；

⑥ 在线测试成绩：该部分成绩可由助教团队评分。

（2）基于熵权法的在线课程成绩综合评价

基于熵权法的在线课程成绩综合评价的思路是：采用熵权法确定在线课程各评价指标的权重，总成绩按照分类加权求和获得。具体评价步骤如下：

1）获得原始数据

设在线课程成绩综合评价共有 m 个待评对象，每个待评对象的评价指标有 n 项，根据平台提供的记录信息，包括在线点名得分、在线学习时长、任务点完成情况、在线交流/讨论情况、在线作业完成情况、在线测试成绩，可得到初始评价矩阵 $X = (x_{ij})_{m \times n}$。

2）预处理原始数据

由于各指标的量纲不一样，指标值的数量级也差别很大。为了用这些数据进行综合评价，首先需要对初始数据进行无量纲化处理，并将各项指标转化为百分制，使各项指标得分落到区间[0，100]之内，从而得到成绩评价矩阵 $C = (c_{ij})_{m \times n}$，具体处理方法：

① 在线点名得分：依据出勤次数百分比计算，当出勤次数低于本门课程总的应出勤次数的 60% 时（包括等于 60%），系统直接给出该项 0 分；

② 在线学习时长得分：根据平台记录的视频学习时间百分比给出评分；

③ 任务点完成情况得分：根据平台记录的任务点完成数百分比给出评分；

④ 在线交流/讨论情况得分：按照数据规范化时效益型指标的计算方法处理，并将指标转化为百分制；

⑤ 在线作业完成情况得分：系统根据平台记录的作业完成百分比自动评判，给出评分；

⑥ 在线测试成绩：该部分成绩可由助教团队给出评分。

3）数据标准化处理

① 数据规范化：评价指标一般有两种，效益型指标（越大越好）和成本型指标（越小越好），对指标值规范化处理的方法如下：

效益型指标：

$$r_{ij} = \frac{c_{ij} - \min\{c_{ij}\}}{\max\{c_{ij}\} - \min\{c_{ij}\}} \quad i = 1, 2, \cdots, m; j = 1, 2, \cdots, n \quad (10.15)$$

成本型指标：

$$r_{ij} = \frac{\max\{c_{ij}\} - c_{ij}}{\max\{c_{ij}\} - \min\{c_{ij}\}} \quad i = 1, 2, \cdots, m; j = 1, 2, \cdots, n \quad (10.16)$$

② 数据归一化：计算第 j 项指标下第 i 名学员占该指标的比重，可得到归一化矩阵 F，F 的元素为

$$f_{ij} = \frac{r_{ij}}{\sum\limits_{i=1}^{m} r_{ij}} \quad (10.17)$$

4）计算第 j 项评价指标的熵值

$$M_j = \frac{-1}{\ln m} \sum\limits_{i=1}^{m} f_{ij} \ln(f_{ij}) \ (i = 1, 2, \cdots, m; j = 1, 2, \cdots, n) \quad (10.18)$$

5）计算第 j 项评价指标的熵权

$$w_j = \frac{1 - M_j}{n - \sum\limits_{j=1}^{n} M_j} \quad (10.19)$$

6）计算每名学员的综合得分

$$Z_i = \sum\limits_{j=1}^{n} w_j \cdot c_{ij}, \ i = 1, 2, \cdots, m \quad (10.20)$$

（3）实例应用

为验证算法的有效性，以某一门在线课程为例，假设该门课程的应在线点名数共 15 次，在线学习时长总计 600 min，任务点数共计 150 个。课程学习结束后，需对 12 名学员的课程成绩进行综合评价，给出每名学员的综合得分并确定其排名。平台提供了 12 名学员在整个在线课程学习过程中各项指标参数的记录信息，即原始数据如表 10.1 所示，基于熵权法对该门在线课程成绩进行综合评价。

表 10.1　大学生在线课程评价原始数据表

编号	姓名	在线点名（次）	在线学习时长（min）	任务点完成情况（××/150）	在线交流/讨论情况（次）	在线作业完成情况	在线测试成绩
1901	张某	15	595	145	4	95%	95
1902	李某	15	600	150	5	100%	98
1903	陈某	14	550	130	3	90.5%	86

续　表

编号	姓名	在线点名（次）	在线学习时长(min)	任务点完成情况(××/150)	在线交流/讨论情况(次)	在线作业完成情况	在线测试成绩
1904	王某	13	540	118	4	87%	83
1905	黄某	15	590	145	0	95%	95
1906	刘某	15	595	105	5	89%	82
1907	陶某	15	500	125	4	91%	91
1908	赵某	11	570	133	0	82%	79
1909	冯某	12	560	90	4	79%	75
1910	马某	10	575	85	5	85%	72
1911	孙某	9	365	92	1	90%	68
1912	聂某	15	580	98	0	95%	92

1）原始数据的预处理

从表 10.1 可以看出，共有 6 项评价指标，被评价学员共有 12 名，对原始数据进行预处理，结果见表 10.2。

表 10.2　原始数据预处理结果

编号	姓名	在线点名	在线学习时长	任务点完成情况	在线交流/讨论情况	在线作业完成情况	在线测试成绩
1901	张某	100	99	97	80	95	95
1902	李某	100	100	100	100	100	98
1903	陈某	93	92	87	60	90.5	86
1904	王某	87	90	79	80	87	83
1905	黄某	100	98	97	0	95	95
1906	刘某	100	99	70	100	89	82
1907	陶某	100	83	83	80	91	91
1908	赵某	73	95	89	0	82	79
1909	冯某	80	93	60	80	79	75
1910	马某	67	96	57	100	85	72
1911	孙某	0	61	61	20	90	68
1912	聂某	100	97	65	0	95	92

2）数据标准化处理

对表 10.2 数据进行规范化和归一化处理，结果见表 10.3。

表 10.3   数据标准化处理结果

编号	姓名	在线点名	在线学习时长	任务点完成情况	在线交流/讨论情况	在线作业完成情况	在线测试成绩
1901	张某	0.100 0	0.102 4	0.153 3	0.114 3	0.122 6	0.135 0
1902	李某	0.100 0	0.105 1	0.164 8	0.142 9	0.160 9	0.150 0
1903	陈某	0.093 0	0.083 6	0.114 9	0.085 7	0.088 1	0.090 0
1904	王某	0.087 0	0.078 2	0.084 3	0.114 3	0.061 3	0.075 0
1905	黄某	0.100 0	0.099 7	0.153 3	0	0.122 6	0.135 0
1906	刘某	0.100 0	0.102 4	0.049 8	0.142 9	0.076 6	0.070 0
1907	陶某	0.100 0	0.059 3	0.099 6	0.114 3	0.092 0	0.115 0
1908	赵某	0.073 0	0.091 6	0.122 6	0	0.023 0	0.055 0
1909	冯某	0.080 0	0.086 3	0.011 5	0.114 3	0	0.035 0
1910	马某	0.067 0	0.094 3	0	0.142 9	0.046 0	0.020 0
1911	孙某	0	0	0.015 3	0.028 6	0.084 3	0
1912	聂某	0.100 0	0.097 0	0.030 7	0	0.122 6	0.120 0

3）计算各项评价指标的熵值

将表 10.3 中数据代入上式（10.18），计算各项评价指标的熵值，结果见表 10.4。

表 10.4   熵值计算结果

评价指标	在线点名	在线学习时长	任务点完成情况	在线交流/讨论情况	在线作业完成情况	在线测试成绩
熵值	0.961 4	0.960 6	0.880 4	0.860 3	0.927 3	0.917 8

4）计算各项评价指标的熵权

将表 10.4 中数据代上式（10.19），计算各项评价指标的熵权，结果见表 10.5。

表 10.5   熵权计算结果

评价指标	在线点名	在线学习时长	任务点完成情况	在线交流/讨论情况	在线作业完成情况	在线测试成绩
熵权	0.183 7	0.183 4	0.152 0	0.144 1	0.170 3	0.166 6

5）计算每名学员的综合得分

将表 10.5 中数据代上式（10.20），计算每名学员的综合得分并进行排序，结果见表 10.6。

表 10.6 综合得分及排名

编号	1901	1902	1903	1904	1905	1906	1907	1908	1909	1910	1911	1912
姓名	张某	李某	陈某	王某	黄某	刘某	陶某	赵某	冯某	马某	孙某	聂某
成绩	95	99.5	85.5	84.5	83	90.5	88.5	71.5	78.5	79.5	50	77.5
排名	2	1	5	6	7	3	4	11	9	8	12	10

6）结果讨论

从综合得分及排名结果看,李某和张某综合得分分别排名第一和第二,对比平台记录的原始数据信息,李某和张某的各项指标成绩均名列前茅,综合评价结果与实际相符合。虽然黄某在线测试成绩排名第二,但由于其在线交流/讨论情况成绩最差,综合成绩排名第七;成绩最差的是孙某,原因是出勤次数低于本门课程总的应出勤次数 60%,该项系统直接给出 0 分;这说明在全面素质考核评价面前,需要各项指标均衡发展,成绩固然重要,但学习态度、学习积极性等素质要求同样重要,体现了知识成绩和素质教育在学员的成长和发展过程中的重要性。评价结果客观公正,科学地反映了学员整个在线课程参与过程的学习效果。

三、组合权重

从主客观赋权两个角度出发,确定组合权重。设由层次分析法确定的权重向量为 $W = [w_1, w_2, \cdots, w_n]$,由熵权法确定的权重向量为 $Q = [q_1, q_2, \cdots, q_n]$,令 α、β 分别表示这两种定权方法的相对重要程度,则组合权重 $Z = [z_1, z_2, \cdots, z_n]$ 可表示为

$$z_i = \alpha w_i + \beta q_i (0 \leqslant \alpha \leqslant 1, 0 \leqslant \beta \leqslant 1, \alpha + \beta = 1)$$

$$\sum_{i=1}^{n} z_i = 1$$

第五节 投影法在军队院校教学效果
评价中的应用

教学效果评价是军队院校一项重要的教学工作,教学效果的好坏将直接影响军校学员的素质高低。军校在教育的实施过程中,应始终伴随着对教学效果的评价,教学效果评价的目的不仅仅是要测评出教员个体的优劣,更重要的是在通过教

学效果评价体系的建立,激励教员提高教学水平,促进学科及课程的建设发展。但是,由于教学效果评价涉及的影响因素较多,能否实现对教学效果全面、客观、公平、科学的评价就显得尤为重要。本节结合军队院校教学理念和课程改革的实际情况,在借鉴地方高校教学效果评价合理因素的基础上,构建军队院校教学效果评估指标体系,并将投影法应用于教学效果的评价研究中,为探索军队院校的教学效果评价提供一种有效途径。

根据对军队院校教学效果影响因素的综合分析,主要考虑 9 个方面:

(1)教学形象 C_1:严格按照军队军容风纪检查要求;军装整洁,形象端庄,态度端正,精神饱满,普通话标准。

(2)教学态度 C_2:服从安排,主动承担教学任务;不随意调停课;无教学事故;辅导答疑耐心热情,批改作业认真;师生关系融洽。

(3)教学内容 C_3:备课充分,授课熟练;观点正确,知识面广且重点突出;内容丰富,理论联系实际。

(4)教学能力 C_4:讲课条理清晰,语言生动、简洁;教学中有合理板书且书写工整;课堂互动、气氛活跃;课件制作精细;综合使用视频、挂图等手段。

(5)教学方法 C_5:无照本宣科现象;因材施教,注重启发,生动有效;阐述简练准确,思路清晰;课堂设计合理,时间把握准确;教学富有启发性,重视学员创新能力的培养。

(6)课程建设 C_6:教材及时修订更新;课程设置合理;学时安排恰当;积极参与学校教改课题与实践。

(7)课程管理 C_7:教学大纲制定科学;课程标准制定合理;教学进度安排适当;课程节次重点、难点安排合理。

(8)教学效果 C_8:学员能较好地理解并掌握所学知识,对课程学习富有热情,创新及独立思考能力提高,能运用所学课程知识分析问题和解决实际问题。

(9)学员评价 C_9:课程结束后,学员对整个教学过程的评价结果。

军队院校教学效果指标体系如图 10.1 所示。

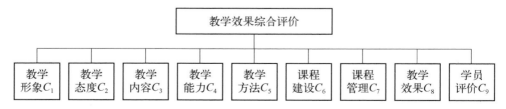

图 10.1　军队院校教学效果指标体系

结合图 10.1 军队院校教学效果评价指标，首先由教学领域的督导专家对这 9 项评价指标进行打分，对所有属性都给出一个评语：（5. 优；4. 良；3. 中；2. 差；1. 很差）。

假设需对 4 名教员（T_1、T_2、T_3、T_4）的教学效果进行综合评价，以确定他们的综合排名。4 名教员的各种特征参数如表 10.7 所示。

表 10.7　教员属性参数

教员	教学效果评价指标								
	C_1	C_2	C_3	C_4	C_5	C_6	C_7	C_8	C_9
T_1	5	4	3	5	4	3	3	5	3
T_2	5	3	4	5	4	4	4	3	5
T_3	3	4	4	4	3	5	5	4	5
T_4	4	5	3	4	5	3	5	4	3

一、构造增广型规范化决策矩阵

军队院校教学效果的因素指标均为效益型指标，根据式（10.1）、式（10.2）、式（10.3）构造出增广型规范化决策矩阵 Z：

$$Z = \begin{pmatrix} 1 & 0.8 & 0.75 & 1 & 0.8 & 0.6 & 0.6 & 1 & 0.6 \\ 1 & 0.6 & 1 & 1 & 0.8 & 0.8 & 0.8 & 0.6 & 1 \\ 0.6 & 0.8 & 1 & 0.8 & 0.6 & 1 & 1 & 0.8 & 1 \\ 0.8 & 1 & 0.75 & 0.8 & 1 & 0.6 & 1 & 0.8 & 0.6 \\ 1 & 1 & 1 & 1 & 1 & 1 & 1 & 1 & 1 \end{pmatrix}$$

二、构造增广型加权规范化决策矩阵

运用层次分析法（AHP）来确定指标因素的权重向量 W，建立 L-C 层判断矩阵如表 10.8 所示。

表 10.8　判断矩阵

L	C_1	C_2	C_3	C_4	C_5	C_6	C_7	C_8	C_9
C_1	1	3	3	6	3	3	4	5	3
C_2	1/3	1	3	3	4	2	3	2	2
C_3	1/3	1/3	1	5	3	3	3	2	2

L	C_1	C_2	C_3	C_4	C_5	C_6	C_7	C_8	C_9
C_4	1/6	1/3	1/5	1	1/2	1/2	1/2	1/3	1/2
C_5	1/3	1/4	1/3	2	1	1/2	2	3	2
C_6	1/3	1/2	1/3	3	2	1	2	3	5
C_7	1/4	1/3	1/3	2	1/2	1/2	1	2	3
C_8	1/5	1/2	1/2	3	1/3	1/3	1/2	1	1/2
C_9	1/3	1/2	1/2	2	1/2	1/5	1/3	2	1

则有：　　　$\lambda_{\max} = 10.010\,5$　　$CI = 0.126\,3$　　$CR = 0.087\,1 < 0.1$

$$W = (1.000\,0,\ 0.651\,3,\ 0.539\,4,\ 0.126\,4,\ 0.288\,6,\ 0.429\,6,\ 0.248\,8,\ 0.182\,2,\ 0.206\,3)$$

其中，$\lambda_{\max}$ 表示判断矩阵对应的最大特征值；CI 表示一致性指标；CR 表示一致性比例，具体内容见层次分析法（AHP），这里不做具体介绍。

根据上式单位化标准得：

$W = (0.272\,3,\ 0.177\,3,\ 0.146\,9,\ 0.034\,4,\ 0.078\,6,\ 0.117\,0,\ 0.067\,7,\ 0.049\,6,\ 0.056\,2)$ 这样，就可以根据上式构造出增广型加权规范化决策矩阵 C：

$$C = \begin{bmatrix} 0.272\,3 & 0141\,8 & 0.110\,2 & 0.034\,4 & 0.062\,9 & 0.070\,2 & 0.040\,6 & 0.049\,6 & 0.033\,7 \\ 0.272\,3 & 0.106\,4 & 0.146\,9 & 0.034\,4 & 0.062\,9 & 0.093\,6 & 0.054\,2 & 0.029\,8 & 0.056\,2 \\ 0.163\,4 & 0.141\,8 & 0.146\,9 & 0.027\,5 & 0.047\,2 & 0.117\,0 & 0.067\,7 & 0.039\,7 & 0.056\,2 \\ 0.217\,8 & 0.177\,3 & 0.110\,2 & 0.027\,5 & 0.078\,6 & 0.070\,2 & 0.067\,7 & 0.039\,7 & 0.033\,7 \\ 0.272\,3 & 0.177\,3 & 0.146\,9 & 0.034\,4 & 0.078\,6 & 0.117\,0 & 0.067\,7 & 0.049\,6 & 0.056\,2 \end{bmatrix}$$

三、计算各方案在理想方案上的投影值并排序做出决策

根据增广型加权规范化决策矩阵 C 可得计算结果，见表 10.9。由表 10.9 可以看出 4 名教员的综合评价结果：$T_2 > T_1 > T_4 > T_3$。

表 10.9　教学效果评价计算结果

批　次	投　影　值			排　序
	模	夹角余弦	投影值	
T_1	0.348\,9	0.986\,1	0.344\,0	2
T_2	0.357\,7	0.983\,2	0.351\,7	1
T_3	0.307\,2	0.975\,4	0.299\,7	4
T_4	0.331\,9	0.989\,4	0.328\,4	3

　　将投影法应用于军队院校教学效果的综合评价中,为军队院校教学效果评价提供了一种简单合理的计算方法。但教学评价不能仅仅关注于优先度的排序,更不能以此作为评价教员优劣的标准,教学效果评价的意义在于激励教员提高教学质量,计算结果只能在一定程度上辅助教学决策。若要实现对教学效果全面、科学的评价,还需要进一步深入研究和探索。

第六节　基于灰色关联分析的直升机
海上搜救能力评估

　　海上环境严酷,如淹溺、低温、海洋生物伤害等,对落水人员生存威胁很大。由于落水人员在海上生存的时间有限,为提高援救成功率,各国海军十分重视海上落水人员救生装备的研究。而直升机可在平战时危险环境下对遇险人员实施伤员搜寻、紧急医疗救护和伤员立体后送任务,是空中立体救援的重要工具。目前,各国普遍重视救护直升机的研制与改进,从发达国家救护直升机研制过程及发展趋势来看,不断出现的新型救护直升机表现出技术含量高、环境舒适、救护功能全面、战场适应和生存能力强等特点。救护直升机由于承担伤病员救治与后送的双重任务,因而,准确评估直升机海上搜救能力,在实践和理论上都具有非常重要的意义,对今后救护直升机和海上搜救装备的研究和发展也将提供帮助。

　　灰色系统理论以"小样本""贫信息""不确定性系统"为研究对象,通过对部分已知信息的生成、开发,提取有价值的信息,实现对系统运行状况的正确判断。灰色评估法可以提高评估的精确度及有效性,但存在以下不足:一是对评估对象没有建立一个比较客观的评估指标体系;二是指标权重的确定缺乏有效的解决方法。若将层次分析法(analytic hierarchy process,AHP)引入该法之中,这两个问题便可得到有效解决。灰色层次分析法是灰色理论与层次分析法相结合的产物。具体讲就是模型中将 AHP 用于合理确定评估对象的层次结构及指标权重,而指标的量化和比较则是运用灰数和白化权函数取得的。

　　将层次分析法与灰色评估法相结合,便可建立基于层次分析法(AHP)的直升机海上搜救能力灰色评估模型,把灰色层次分析法应用到直升机海上搜救能力的评估中,克服了传统方案选择的不足,为直升机海上搜救能力评估提供了一种有效方法。

一、基于 AHP 的灰色评估模型的建立

　　1. 评价指标 A 的评估值矩阵 $D_{ji}^{(k)}$ 的确定

　　在深入调查研究的基础上,应用层次分析的原理,经反复论证,对目标进行逐

层分解,使同层次之间的元素其含义互不交叉,相邻上下层之间为"父子"关系。

根据简易表格法,由决策者(专家)按以下 9 个等级打分:最重要(1),相邻中值(2),很重要(3),相邻中值(4),比较重要(5),相邻中值(6),稍重要(7),相邻中值(8),不重要(9);得到判断矩阵和相应的矩阵。根据权重求解方法计算相邻层次下层元素对于上层元素的相对权重,在此基础上再算出底层元素对于目标的合成权重 W:

$$W = (w_1, w_2, \cdots, w_m)^{\mathrm{T}}$$

对于 m 个评估指标,假设有 n 个专家参与评估,第 $k(k=1, 2, \cdots, n)$ 个评估者对于第 i 个评估指标给出的评分是 d_k,则指标的评估样本矩阵 $D_{JI}^{(k)}$ 为

$$D_{JI}^{(k)} = \begin{bmatrix} d_{11}^{(k)} & d_{12}^{(k)} & \cdots & \cdots & d_{1m}^{(k)} \\ d_{21}^{(k)} & d_{22}^{(k)} & \cdots & \cdots & d_{2m}^{(k)} \\ \vdots & \vdots & \vdots & \vdots & \vdots \\ \vdots & \vdots & \vdots & \vdots & \vdots \\ d_{n1}^{(k)} & d_{n2}^{(k)} & \cdots & \cdots & d_{nm}^{(k)} \end{bmatrix}$$

2. 计算灰色评估系数及权矩阵

确定评估灰类就是要确定评估灰类的等级数、灰类的灰数以及灰数的白化权函数,针对具体对象,通过定性分析确定。

对于评估指标,第 $j(j=1, 2, \cdots, n)$ 个评估灰类的灰色评估系数记为 x_{ij},各个评估灰类的总灰色评估系数记为 n_i,则

$$x_{ij} = \sum_{k=1}^{p} f_j(d_i^k); \ x_i = \sum_{j=1}^{n} x_{ij} \tag{10.21}$$

由 $\{n_{1i}^{(1)}\}$ 及 $n_1^{(1)}$,得到受评者对于评估指标 i 的灰色评估权向量

$$r_1^{(i)} = (r_{11}^{(i)}, r_{12}^{(i)}, \cdots, r_{1n}^{(i)}) = \left(\frac{n_{11}^{(i)}}{n_1^{(i)}}, \frac{n_{12}^{(i)}}{n_1^{(i)}}, \cdots, \frac{n_{1n}^{(i)}}{n_1^{(i)}}\right)$$

同理,可得受评者对于评估指标 1 的灰色评估权向量 $r_2^{(1)} \sim r_n^{(1)}$,从而构成各受评者对于评估指标 1 的评估权矩阵 $R^{(1)}$。 同理,可得评估指标 $2 \sim m$ 的评估权矩阵。

3. 不同评估指标的评估

由 $R^{(1)}$ 可得受评者 1 对评估指标 1 的最大灰色评估权:

$$r_1^{*(1)} = \max_{1 \leqslant i \leqslant m} \{ r_{1i}^{(1)} \} \tag{10.22}$$

同理可得受评者 $k(k=2, 3, \cdots, n)$ 对评估指标 1 的最大灰色评估权和 n 个受评者对于评估指标 1 的灰色评估权向量：

$$r^{*(1)} = (r_1^{*(1)}, r_2^{*(1)}, \cdots, r_n^{*(1)}) \tag{10.23}$$

同理可得评估指标 $2 \sim m$ 的灰色评估权向量 $r^{*(2)} \sim r^{*(m)}$，并形成评估权矩阵 R^*。

4. 综合评估

我们记评估权矩阵 R^* 的列向量的转置向量为 r_J，则为受评者综合所有评估指标后的综合评估权向量，计算 $r_J W$（W 为 m 个评价指标对于目标的组合权重，第二步已算出），我们即可得到各受评者对评估目标的综合分。

二、直升机海上搜救能力的灰色层次评估

下面以直升机海上搜救能力评估为例，介绍该模型的具体应用。

直升机海上搜救能力评估实质上是一个多因素复杂系统的评估问题，评估指标受多方面因素的影响，同时，评估中信息的不完备使指标难以量化，评估人员的经验、分辨能力、认识水平也存在一定局限性等，这充分表明了直升机海上搜救能力评估的"灰性"。因此，本节在定性的基础上，采用灰色系统理论和层次分析法相结合进行定量分析，对直升机海上搜救能力进行评估。

1. 构建直升机海上搜救能力评价层次结构模型

在对直升机海上搜救能力进行量化评估时，要考虑到众多影响因素，各因素之间又具有不同的特征。本节根据实际情况，给出了图 10.2 所描述的直升机海上搜救能力的评估指标体系。直升机的海上搜救能力是模型的最高层元素，它是平台系统能力和海上搜救能力的综合反映，针对这两方面分别建立子模型。平台系统能力与发动机性能参数、机动性参数、旋翼气动效能参数、操纵效能系数、拖曳能力、负载能力、适应性、航程系数和导航定位能力等有关。海上搜救能力与落水人员搜寻能力、收放救生装备所需时间、操作中的便捷性、收放救生装备误差、紧急医疗救护能力和后送伤员保障能力等有关。

2. 评价指标 A 的评估值矩阵 $D_{JI}^{(k)}$ 的确定

图 10.2 已给出了直升机海上搜救能力的层次分析的评估指标体系，由上自下分 A、B、C 层，其底层元素即为所求的评估指标。

由决策者（专家）打分得到判断矩阵：

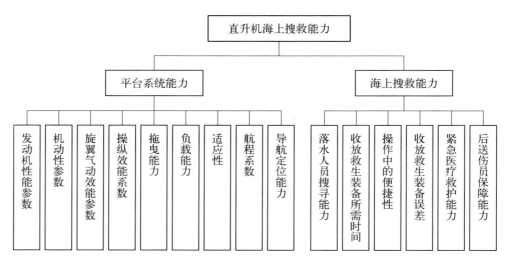

图 10.2　直升机海上搜救能力评价层次结构模型

$$A_1 = \begin{bmatrix} 1 & 3 \\ 1/3 & 1 \end{bmatrix}$$

$$A_2 = \begin{bmatrix} 1 & 5 & 3 & 5 & 5 & 7 & 7 & 7 & 5 \\ 1/5 & 1 & 3 & 3 & 3 & 5 & 5 & 5 & 7 \\ 1/3 & 1/3 & 1 & 3 & 5 & 5 & 7 & 7 & 9 \\ 1/5 & 1/3 & 1/3 & 1 & 5 & 7 & 5 & 7 & 5 \\ 1/5 & 1/3 & 1/5 & 1/5 & 1 & 7 & 7 & 9 & 7 \\ 1/7 & 1/5 & 1/5 & 1/7 & 1/7 & 1 & 9 & 9 & 9 \\ 1/7 & 1/5 & 1/7 & 1/5 & 1/7 & 1/9 & 1 & 7 & 7 \\ 1/7 & 1/5 & 1/7 & 1/7 & 1/9 & 1/9 & 1/7 & 1 & 5 \\ 1/5 & 1/7 & 1/9 & 1/5 & 1/7 & 1/9 & 1/7 & 1/5 & 1 \end{bmatrix}$$

$$A_3 = \begin{bmatrix} 1 & 1/3 & 1/5 & 1/5 & 1/5 & 1/5 \\ 3 & 1 & 2 & 2 & 3 & 2 \\ 5 & 1/2 & 1 & 5 & 3 & 7 \\ 5 & 1/2 & 1/5 & 1 & 5 & 2 \\ 5 & 1/2 & 1/3 & 1/5 & 1 & 1/5 \\ 5 & 1 & 1/7 & 1/2 & 5 & 1 \end{bmatrix}$$

用和法算得 A_1、A_2 和 A_3 的特征向量分别为 $W_1 = (0.75, 0.25)^{\mathrm{T}}$、$W_2 =$

$(0.300\,2，0.170\,9，0.165\,1，0.132\,1，0.100\,1，0.065\,2，0.033\,4，0.018\,8，0.014\,1)^{\mathrm{T}}$
和 $W_3 = (0.036\,3，0.255\,6，0.354\,2，0.158\,1，0.070\,7，0.126\,9)^{\mathrm{T}}$，特征向量的分量就是该相应元素对于上层元素的相对权重。将上面的计算结果列表，见表 10.10，可计算出 C 层元素对目标 A 的组合权重（组合排序）为：

表 10.10 底层元素对于目标的组合权重

层次 C ＼ 层次 B	B_1	B_2	层次 C 对于 A 的组合排序
	0.75	0.25	
C_1	0.300 2	0	0.225 2
C_2	0.170 9	0	0.128 2
C_3	0.165 1	0	0.123 8
C_4	0.132 1	0	0.099 1
C_5	0.100 1	0	0.075 1
C_6	0.065 2	0	0.048 9
C_7	0.033 4	0	0.025 0
C_8	0.018 8	0	0.014 1
C_9	0.014 1	0	0.010 5
C_{10}	0	0.036 3	0.009 1
C_{11}	0	0.255 6	0.063 9
C_{12}	0	0.352 4	0.088 1
C_{13}	0	0.158 1	0.039 5
C_{14}	0	0.070 7	0.017 7
C_{15}	0	0.126 9	0.031 7

设有 5 组评估者、5 个受评者，评估者指决策者（专家），受评者指各型直升机加海上搜救系统；17 个评估指标为直升机海上搜救能力评价层次结构模型图所示的底层的 17 个元素。为简化计算，我们规定评估者的给分范围是 1 分～10 分，根据 5 组评估者的评分表格，得到评价指标值矩阵 $D_{JI}^{(1)} \sim D_{JI}^{(17)}$ 如下。

$$D_{JI}^{(1)} = \begin{bmatrix} d_{11}^{(1)} & d_{12}^{(1)} & d_{13}^{(1)} & d_{14}^{(1)} & d_{15}^{(1)} \\ d_{21}^{(1)} & d_{22}^{(1)} & d_{23}^{(1)} & d_{24}^{(1)} & d_{25}^{(1)} \\ d_{31}^{(1)} & d_{32}^{(1)} & d_{33}^{(1)} & d_{34}^{(1)} & d_{35}^{(1)} \\ d_{41}^{(1)} & d_{42}^{(1)} & d_{43}^{(1)} & d_{44}^{(1)} & d_{45}^{(1)} \\ d_{51}^{(1)} & d_{52}^{(1)} & d_{53}^{(1)} & d_{54}^{(1)} & d_{55}^{(1)} \end{bmatrix}$$

矩阵 $D_{JI}^{(2)} \sim D_{JI}^{(17)}$ 类同 $D_{JI}^{(1)}$。

3. 计算灰色评估系数及权矩阵

设 $K=4$，即 $K=1,2,3,4$ 有 4 个评估灰类，它们是"优""良""中""差"4 级，其相应的灰数及白化权函数如下：

第 1 类"优"（$K=1$），设定灰数 $\otimes 1 \in [9,+\infty)$，白化权函数 f_1，如图 10.3；

第 2 类"良"（$K=2$），设定灰数 $\otimes 2 \in [0,7) \cup [7,14]$，白化权函数 f_2，如图 10.4；

第 3 类"中"（$K=3$），设定灰数 $\otimes 3 \in [0,5) \cup [5,10]$，白化权函数 f_3，如图 10.5；

第 4 类"差"（$K=4$），设定灰数 $\otimes 4 \in [0,1) \cup [1,4]$，白化权函数 f_4，如图 10.6；

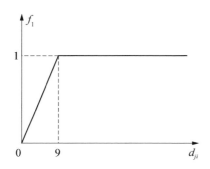

图 10.3　第 1 类白化权函数

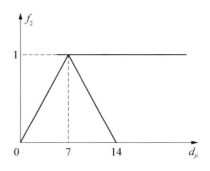

图 10.4　第 2 类白化权函数

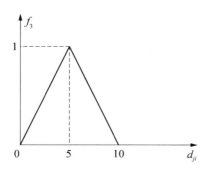

图 10.5　第 3 类白化权函数

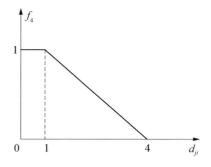

图 10.6　第 4 类白化权函数

对于评估指标 1，受评者 1 属各灰类的评估系数为

$$k=1 \quad n_{11}^{(1)} = f_1^{(8)} + f_1^{(7)} + f_1^{(10)} + f_1^{(9)} + f_1^{(6)} = 4.22$$

$$k=2 \quad n_{12}^{(1)} = f_2^{(8)} + f_2^{(7)} + f_2^{(10)} + f_2^{(9)} + f_2^{(6)} = 4.0$$

$$k=3 \quad n_{13}^{(1)} = f_3^{(8)} + f_3^{(7)} + f_3^{(10)} + f_3^{(9)} + f_3^{(6)} = 2.0$$

$$k=4 \quad n_{14}^{(1)} = f_4^{(8)} + f_4^{(7)} + f_4^{(10)} + f_4^{(9)} + f_4^{(6)} = 0$$

从而受评者 1 对评估指标 1 的总评估系数为

$$n_1^{(1)} = \sum_{i=1}^{4} n_{1i}^{(1)} = n_{11}^{(1)} + n_{12}^{(1)} + n_{13}^{(1)} + n_{14}^{(1)} = 10.22$$

由 $\{n_{1i}^{(1)}\}$ 及 $n_1^{(1)}$，得到受评者 1 对于评估指标 1 的灰色评估权向量：

$$r_1^{(1)} = (n_{11}^{(1)}/n_1^{(1)}, \; n_{12}^{(1)}/n_1^{(1)}, \; n_{13}^{(1)}/n_1^{(1)}, \; n_{14}^{(1)}/n_1^{(1)})$$
$$= (0.412\,9, \; 0.391\,4, \; 0.195\,7, \; 0)$$

同理，可得受评者 2～5 对于评估指标 1 的灰色评估权向量 $r_2^{(1)} \sim r_5^{(1)}$，从而构成各受评者对于评估指标 1 的评估权矩阵 $R^{(1)}$：

$$R^{(1)} = \begin{bmatrix} r_{11}^{(1)} & r_{12}^{(1)} & r_{13}^{(1)} & r_{14}^{(1)} \\ r_{21}^{(1)} & r_{22}^{(1)} & r_{23}^{(1)} & r_{24}^{(1)} \\ r_{31}^{(1)} & r_{32}^{(1)} & r_{33}^{(1)} & r_{34}^{(1)} \\ r_{41}^{(1)} & r_{42}^{(1)} & r_{43}^{(1)} & r_{44}^{(1)} \\ r_{51}^{(1)} & r_{52}^{(1)} & r_{43}^{(1)} & r_{54}^{(1)} \end{bmatrix} = \begin{bmatrix} 0.412\,9 & 0.391\,4 & 0.195\,7 & 0 \\ 0.374\,3 & 0.342\,7 & 0.231\,6 & 0 \\ 0.389\,1 & 0.328\,6 & 0.282\,1 & 0 \\ 0.345\,1 & 0.331\,6 & 0.250\,5 & 0 \\ 0.353\,9 & 0.366\,3 & 0.276\,9 & 0 \end{bmatrix}$$

同理，可得评估指标 2～17 的评估权矩阵 $R^{(2)} \sim R^{(17)}$。

4. 不同评估指标的评估

由 $R^{(1)}$ 可得受评者 1 对评估指标 1 的最大灰色评估权：

$$r_1^{*(1)} = \max_{1 \leqslant i \leqslant 4} \{r_{1i}^{(1)}\} = \max\{0.412\,9, \; 0.391\,4, \; 0.282\,1, \; 0\} = 0.412\,9$$

同理可得受评者 2～5 对评估指标 1 的最大灰色评估权 $r_2^{*(1)} \sim r_5^{*(1)}$ 和 5 个受评者对于评估指标 1 的灰色评估权向量：

$$r^{*(1)} = (r_1^{*(1)}, \; r_2^{*(1)}, \; r_3^{*(1)}, \; r_4^{*(1)}, \; r_5^{*(1)}) = (0.412\,9, \; 0.397\,48, \; 0.389\,1,$$
$0.401\,1, 0.372\,6)$，同理可得评估指标 2～17 的灰色评估权向量 $r^{*(2)} \sim r^{*(17)}$，并形成评估权矩阵 R^*。

5. 综合评估

计算 $R^* w$（w 为 17 个评价指标对于目标的组合权重），可得各受评者对评估目标（直升机海上搜救能力）的综合分如下：

$r_1 w = 0.423\,9; \; r_2 w = 0.445\,1; \; r_3 w = 0.401\,6; \; r_4 w = 0.395\,2; \; r_5 w = 0.388\,9$

其排列顺序为 $r_2 w > r_1 w > r_3 w > r_4 w > r_5 w$，即第二型直升机综合海上搜救能力最强。

本节将灰色层次分析法应用于直升机海上搜救能力评估问题，有效解决了直升机海上搜救能力评估中无法定量分析的问题,基于 AHP 的灰色评估模型提高了评估结论的准确性、科学性,使评估具有灰色系统特征的一种可靠而有效的方法。

第七节　基于贝叶斯网络的基地化卫勤训练效果评估

基地化卫勤训练效果评估是指在特定作战环境条件下,按照一定卫勤预案,组织部队医疗人员和卫勤指挥人员进行演练,评价医疗人员的操作、指挥人员的指挥以及卫生装备使用效能等,以提高部队对所属卫生装备的操控能力、指挥人员的作战指挥能力,并评价卫生装备在各种复杂环境条件下的使用效能,以便于装备的操作使用与改进。

基地化卫勤训练效果评估是一项复杂的系统工程,一般都需要综合各种定性和定量信息对整体训练效果进行综合评估。根据此特点,结合训练效果评估实践。在评估指标体系及指标评估准则分析基础上,提出了基于贝叶斯网络的基地化卫勤训练效果评估方法与模型。

贝叶斯网络是人工智能领域新兴的一种决策推理工具,适于解决不确定性或概率性事件。利用贝叶斯网络进行训练效果评估有以下几方面的优势:

一是贝叶斯网络可以综合历史数据信息、专家经验信息、以及训练过程中收集到的各种不完整或不精确的训练信息从而对训练效果进行综合评估,以做出相对准确的评价。

二是由于贝叶斯网络可以综合验前与验后信息对训练效果进行综合评价,因此贝叶斯网络可以在缺少训练信息条件下,对训练效果做出相对准确的评价,从而提高训练效果评估效率。

三是贝叶斯网络评估速度快。可以实现对训练过程的近实时动态评估。及时为指挥员和训练导调人员提供训练态势信息,以便于对训练的指挥和训练导调。

一、评估指标体系与指标评估准则

评估指标体系以及指标评估准则是进行训练效果评估的基础,是联系评估对象与评估专家的桥梁,也是联系评估对象与评估方法的纽带。

1. 评估指标体系

一个完整的评估指标体系包括评估指标以及评估指标间的相互影响关系两方面内容。运用层次化分析思想,将系统分解成若干个简单系统,并逐级进行功能分解,直到最底层不能再分解的评估要素指标。按照功能由上而下分解,指标由下向上的影响关系,建立基地化卫勤训练效果评估指标体系,如图 10.7 所示。

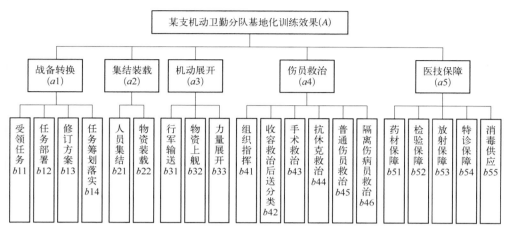

图 10.7 评估指标体系

2. 指标评估准则

根据评估指标和评估要素的不同,可分别为两类指标制定相应评估准则。

(1)评估指标评估准则:评估指标评估准则在不同的评估方法中表现为不同形式。在贝叶斯网络中表现为条件概率,它表示父结点处于各种状态时子结点处于各种状态的概率。

(2)评估要素评估准则

在制定要素评估准则时,应根据各评估要素的特点、评估信息的性质、内容及其数、质量情况、依据一定的准则。如时间准则、距离准则、概率准则等,制定各评估要素指标的评价准则。如力量展开指标相关评估要素评估准则如表 10.11 所示。

表 10.11 训练指标评估准则

评估指标	评估要素	权重系数	评分等级	考 核 要 素	考核要素准备
力量展开	人员集结	0.04	优秀[100~90]	1. 收拢手段有效,人员集结迅速; 2. 预任人员到位,组织流程规范; 3. 教育动员效果明显。	1. 收拢未按预案执行; 2. 抽点部分预任人员,与预任名单不匹配; 3. 队伍松散,缺乏紧张感,整队集合不够迅速,着装不统一等。
			良好[90~80]		
			及格[80~60]		
			不及格[60~0]		

评估指标	评估要素	权重系数	评分等级	考 核 要 素	考核要素准备
力量展开	物资装载	0.06	优秀[100～90]	1. 装载计划要素(人、车、物、时间、责任、要求等)齐全； 2. 车辆编队组织有序,装载动作迅速； 3. 人员、医疗设备、药品器材原则上分组集中装车,先物资后人员； 4. 各组箱组上车顺序有标识,装载物资车上摆放稳固有序,空间利用合理； 5. 安全措施到位。	1. 无装载计划； 2. 抽查装载辆车,而未按计划装载； 3. 无车辆装载人员分工； 4. 各组装载秩序混乱,物品摆放混乱； 5. 箱组摆放不稳固,装载效率低,物资装载时间长。
			良好[90～80]		
			及格[80～60]		
			不及格[60～0]		

二、基于贝叶斯网络的基地化卫勤训练效果评估

基于贝叶斯网络的基地化卫勤训练效果评估是在系统评估指标体系及指标评估准则基础上,建立基地化卫勤训练效果评估的贝叶斯网络模型,并利用贝叶斯网络软件对训练效果进行评估的过程。

1. 系统评估指标体系与指标评估准则

运用层次化分析思想及建立评估指标体系的方法建立系统评估指标体系,如图 10.7 所示。同时,按照指标评估准则确定方法,为每个评估指标及评估要素指标建立评估准则,如表 10.11 所示。为确定贝叶斯网络模型结构及模型参数做准备。

2. 贝叶斯网络模型

基地化卫勤训练效果评估的贝叶斯网络模型包括模型结构与模型参数两部分。

(1)贝叶斯网络模型结构:贝叶斯网络结构定性地描述了网络中各结点之间的因果关系,由网络中的结点,以及连接结点间的有向弧构成,它是进行贝叶斯网络推理的载体与基础。

(2)贝叶斯网络模型参数:贝叶斯网络模型参数包含两方面内容,网络中各结点的状态与依附在各结点上的条件概率。

贝叶斯网络模型中结点的状态是指该结点所代表的因素可能会出现的各种状

态。根据分队训练效果评估习惯以及评估需要，可以确定网络中各个结点状态，如表 10.12 所示。

表 10.12　贝叶斯网络模型中各结点状态

结点名称	结 点 状 态			
	$(90, 100]$	$(80, 90]$	$(60, 80]$	$(0, 60]$
战备转换	优秀	良好	及格	不及格
集结装载	优秀	良好	及格	不及格
机动展开	优秀	良好	及格	不及格
伤员救治	优秀	良好	及格	不及格
医技保障	优秀	良好	及格	不及格

贝叶斯网络模型中条件概率的确定一般都比较困难，它也是贝叶斯网络在实际应用中的瓶颈。在实际应用中，贝叶斯网络中的条件概率的确定有以下几种方法：① 专家经验，确定条件概率；一般根据实际情况，由专家凭主观经验确定，但这种方法的缺点是主观性太强，专家经验对模型的准确性影响很大；② 蒙特卡罗仿真确定条件概率；利用蒙特卡罗算法以随机或模拟实验构造贝叶斯网络的概率模型，得到各节点的条件概率表。

基于蒙特卡罗仿真的条件概率计算法主要包括以下几个步骤：

（1）根据各父结点的状态值及其权重 w，计算父结点分别处于不同状态时，对子结点影响的分值 C。根据网络中各结点状态的定义，可大致确定结点各状态的状态值分别为：优秀（状态值 95），良好（状态值 85），及格（状态值 70），不及格（状态值 30）。

（2）进行蒙特卡罗仿真，计算父结点处于各种状态时，子结点处于各种状态的概率。以父结点对子结点影响的分值 C 为均值，进行正态分布蒙特卡罗仿真。考察仿真结果分别处于优秀、良好、及格、不及格状态的概率。根据专家经验，通过调整正态分布方差，仿真出适合的条件概率。

3. 训练效果实时评估

确定了贝叶斯网络模型结构及模型参数后，便可以利用贝叶斯网络软件对训练效果进行实时评估分析。

Hugin 是当前比较成熟的一款贝叶斯网络软件，根据前面建立的贝叶斯网络模型，可以利用 Hugin 建立基地化卫勤训练效果评估系统。当收集到基地化卫勤训练信息时，将训练信息加入评估系统，便可实现对训练效果的近实时评估。

　　基地化卫勤训练是军事训练中的一项重要内容。由于缺乏客观有效的评估方法,训练中难以及时准确地对医疗人员和卫勤指挥人员的操作做出客观评价,不能有效指导作战训练,严重影响了训练效果,成为当前困扰作战训练的瓶颈问题之一。针对基地化卫勤训练特点,结合基地化卫勤训练实践,本节探讨了训练效果评估的评估指标体系及指标评估准则的确定,提出了基于贝叶斯网络的基地化卫勤训练效果评估方法,为提高基地化训练效果评估的科学性提供方法参考。

参 考 文 献

安志萍,刘晓荣.海战伤救治流程标准化研究[J].医疗卫生装备,2017,38(1)：
　　19－22.

曹毅,等.投影法在防空群火力分配中的应用[J].火力与指挥控制,2004(29)：
　　54－56.

樊荣,朱才朝,陆思锡,等.支持向量机在航空兵部队油料消耗量预测中的应用[J].
　　重庆大学学报,2012,35(6)：38－42.

冯黎慧,王中亮,秦尚谦,等.军队医院机动卫勤分队战备训练考核评估[J].解放军
　　医院管理杂志,2019,26(10)：984－989.

冯少荣.决策树算法的研究与改进[J].厦门大学学报(自然科学版),2007,17(5)：
　　16－18.

甘勇,吕书林,李金旭,等.考虑成本的多出救点多物资应急调度研究[J].中国安全
　　科学学报,2011,21(9)：172－176.

葛文斌,赵洪伟,张国春.舰艇编队交战战损计算方法研究[J].科学技术与工程,
　　2009(2)：1072－1075.

何爱香,张勇.基于遗传算法和决策树的肿瘤分类规则挖掘[J].山东大学学报(理学
　　版),2007,42(9)：91－95.

胡登鹏,李宏伟,郭英,等.基于决策树的便携式心音诊断仪[J].仪器仪表学报,
　　2006,27(6)：1511－1512.

黄爱辉.决策树C4.5算法的改进及应用[J].科学技术与工程,2009,9(1)：34－36.

黄斌,程智斌,鄢宏峰.舰艇系统遭受多次命中时的损伤评估[J].中国舰船研究,
　　2006(8)：36－40.

李策,马开成,刘树立,等.军事运筹基本方法[M].北京：解放军出版社,2004.

李利,张振媛,郑剑云.军事职业教育中基于慕课的"多址"在线教学[J].高教学刊,
　　2020(7)：117－119.

梁瑛,于育民,朱玉清,等.基于灰色关联投影法的教师专业技术职务评定[J].南阳
　　理工学院学报,2015,2(7)：119－122.

刘思峰,郭天榜,党耀国.灰色系统理论及其应用[M].北京：科学出版社,2000.

刘文宝,任东彦,陶峰,等.基于决策树的住院烧伤患者医疗救治流程优化及规则挖掘[J].第二军医大学学报,2018,39(12):1390-1394.

卢毅可,王诺.海空协同搜救优化模型及其改进模拟退火算法[J].计算机仿真,2019,36(8):399-402.

吕艳辉.基于AHP的灰色评估模型及其应用[J].火力与指挥控制,2005,30(8):80-83.

马丽,陈桂芬.基于数据挖掘的决策树算法应用研究[J].农业网络信息,2008,11:45-47.

毛国君,段立娟,王实,等.数据挖掘原理与算法(第二版)[M].北京:清华大学出版社,2007:120-131.

宁宣熙.运筹学实用教程[M].北京:科学出版社,2002.

任东彦,刘文宝,陈国良.水面舰艇编队遭导弹多波次攻击时减员预计模型研究[J].第二军医大学学报,2020,41(9):1037-1039.

任东彦,刘文宝.基于熵权法的在线课程成绩综合评价问题研究[J].教育科学,2021(1):9-11.

任东彦,刘文宝,王浩能.基于投影法的兰彻斯特平方律在海战中的应用研究[J].舰船电子工程,2021,41(2):110-113.

任东彦,孟艳茹,刘文宝,等.加权优序法在高校教师教学效果评价中的应用研究[J].医学教育研究与实践,2019(6):968-970.

任东彦,陶峰,刘文宝,等.水面舰艇编队作战减员仿真方法研究[J].人民军医,2020(2):103-106.

任东彦,陶峰,刘文宝,等.投影法在军队院校教学效果评价中的应用研究[J].军医教育,2019(1):32-34.

任东彦,陶峰,刘文宝.基于马尔可夫链的水面舰艇作战减员评估问题研究[J].第二军医大学学报,2020,41(3):321-324.

任东彦,陶峰,刘文宝.水面舰艇损伤评估方法研究[J].舰船电子工程,2021,41(6):156-159.

沈培志,聂奇刚,张邦钰,等.基于对策论的反舰导弹目标捕捉策略研究[J].兵器装备工程学报,2006,37(1):15-17.

沈旭东,刘晓荣,陈国良,等.一体化联合作战军队医院机动卫勤分队保障能力的评价[J].解放军护理杂志,2007,24(10):76-77.

司守奎,孙兆亮.数学建模算法与应用[M].北京:国防工业出版社,2020.

孙涵,杨普容,成金华.基于Matlab支持向量回归机的能源需求预测模型[J].系统工程理论与实践,2011,31(10):2001-2006.

唐宇,迟卫,谢田华.基于马尔可夫链的舰艇生命力评估[J].舰船科学技术,2003 (10):9-11.

田丽丽,周山,王海威,等.医院船医疗救治流程优化[J].解放军医院管理杂志, 2011,18(10):979-981.

汪荣鑫.随机过程[M].西安:西安交通大学出版社,2002:83-87.

王炜,刘茂,王丽.基于马尔可夫决策过程的应急资源调度方案的动态优化[J].南开 大学学报(自然科学版),2010,43(3):18-23.

向逾,胥川,陈鹏予.医学应急救援中资源优化调度方案研究[J].医疗卫生装备, 2016,37(10):40-42.

谢延波.海上应急资源的优化管理和最优调度研究[J].技术物流,2010(11): 67-70.

徐蕾,贺佳卜,孟虹,等.基于信息熵的决策树在慢性胃炎中医辨证中的应用[J].第 二军医大学学报,2004,25(9):1009-1012.

薛迪.卫生管理运筹学[M].上海:复旦大学出版社,2004.

严传波,孙静,阿布都艾尼·库吐鲁克,等.决策树C4.5对草药形状特征的优化研 究[J].新疆医科大学学报,2015,38(7):805-809.

郁磊,史峰,王辉,等.智能算法[M].北京:北京航空航天大学出版社,2015: 280-285.

曾东汉,樊光辉,丁朝飞,等.改进的熵权TOPSIS法在医院医疗质量综合评价中的 应用[J].中国卫生统计,2018,35(2):298-301.

张为华,汤建国,文援兰,等.战场环境概论[M].北京:科学出版社,2013: 352-359.

张伟,吴伟东,王寅寅,等.一种大学生教育教学成绩综合考核评价方法[J].广西科 技师范学院学报,2019,34(6):130-134.

张最良.军事运筹学[M].北京:军事科学院出版社,1993.

周慧贞,李福生,郭全魁.远海防卫作战装备保障准备问题研究[J].装备学院学报, 2014,25(3):10-13.

朱德通.运筹学[M].上海:上海人民出版社,2002.

朱明.数据挖掘(第2版)[M].合肥:中国科学技术大学出版社,2008:63-102.